JN411994

내 몸 에너지 다이어트 혁명

비만과 노화를 막는 4주 체질 개선 노비노 건강법

내 몸 에너지 다이어트 혁명

이재동 지음

비타북스

프롤로그

다이어트, 살이 아니라 몸 에너지가 문제다

30대 직장인 김 모 씨는 하루가 멀다 하고 다이어트에 도전했습니다. 퇴근 후에는 지친 몸을 이끌고 헬스장에서 땀을 흘리고, 저녁은 샐러드만 먹으며 힘겹게 버텼습니다. 이렇게 애를 쓰면 한두 달 동안은 체중이 줄었지만, 결국 다시 원래 몸으로 돌아가기를 반복했습니다.

'의지가 너무 약해서 그래'라며 늘 스스로를 탓했지만, 사실 문제는 의지가 아니었습니다. 김 씨는 항상 손발이 차고, 식사 후에는 졸음이 쏟아졌으며, 다이어트를 할 때면 부기가 더 심해졌습니다. 이는 단순한 실패담이 아니라 몸 에너지의 생성과 순환, 균형 기능이 무너지고 있다는 신호였습니다.

최근 몇 년 사이 삭센다와 위고비에 이어 마운자로까지, GLP-1 계열 식욕 억제제(비만 치료제)가 '꿈의 다이어트 약'으로 큰 주목을 받고 있습니다. 이 약물들은 GLP-1 호르몬을 인위적으로 증가시켜 뇌와 장의 식욕 센서에 작용함으로써 식욕을 줄이고 체중을 빠르게 감소시킵니다. 실제로 두세 달 만에 8~10kg이 감량되었다는 보고도 잇따릅니다.

그러나 그 대가도 분명하게 드러나고 있습니다. 메스꺼움, 구토, 영양 불균형, 근육 소실 같은 부작용이 보고되었고, 약을 중단한 뒤에는 심한 요요현상이 뒤따랐습니다. 2022년 《미국의사협회저널(JAMA)》에 발표된 연구에서는 GLP-1 약물을 중단한 사람들의 체중이 1년 후 감량분의 약 3분의 2만큼 다시 증가한 것으로 확인되었습니다. 체중은 줄었지만, 비만의 근본 원인인 몸 에너지의 시스템이 회복되지 않았기 때문입니다. 식욕을 억누르는 방식은 일시적인 감량 효과를 나타낼 수 있지만, 몸의 자율적인 조절 시스템을 무너뜨리는 결과를 초래합니다.

비슷한 어려움을 겪는 사람은 또 있습니다. 20대 후반의 여성 A씨는 평소 식사량이 많은 편은 아니었지만, 스트레스를 받으면 폭식을 반복했고, 밤에는 쉽게 잠이 오지 않았습니다. 아침에는 입맛이 없고, 저녁이 되면 허기가 심해지는 불규칙한 리듬이 계속됐습니다. 운동을 시작해도 며칠 지나지 않아 피로가 몰려와 중단하기 일쑤였습니다.

수면이 부족하면 식욕을 억제하는 호르몬인 렙틴(Leptin)이 감소하고, 식욕을 증가시키는 호르몬인 그렐린(Ghrelin)은 증가합니다. 그래서 같은 양을 먹어도 포만감은 줄어들고, 달고 기름지고 짠 음식을 더 찾게 됩니다. 또 만성적인 스트레스는 코르티솔(Cortisol)이라는 스트레스 호르몬을 지속적으로 분비시켜 혈당을 높이고 지방 축적을 촉진하며, 특히 복부 비만과 내장지방을 악화시키는 방향으로 작용합니다(이 내용은 2장에서 자세히 다룹니다). 즉, A씨의 다이어트 역시 의지가 약해서 실패했다기보다는 수면 부족과 만성 스트레스 때문에 몸 에너지의 균형 기능이 무너진 결과라고 볼 수 있습니다.

이처럼 다이어트 실패의 이면에는 언제나 몸 에너지 기능의 문제가 자리하고 있습니다. 이는 칼로리를 억지로 줄이는 것만으로는 결코 해결되지 않는 문제입니다.

『동의보감』과 사상의학에 담긴 다이어트의 지혜

이러한 몸 에너지의 개념은 이미 400여 년 전 『동의보감』에서 건강의 중요한 원리로 설명되었습니다. 허준은 생명 에너지인 기혈(氣血)의 흐름이 건강을 결정한다고 보았습니다. 몸은 기계처럼 고치는 대상이 아니라 매 순간 에너지를 만들고 이동시키며 균형을 맞추는 유기체라는 것입니다. 이 흐름은 크게 에너지 생성과 순환, 균형이라는 세 축으로 이루어져 있으며, 그중 어느 하나만 무너져도 몸 전체의 흐름이 막히고 문제가 생긴다고 했습니다. 앞서 김 씨의 다이어트 실패 역시 단순한 칼로리 섭취량의 문제라기보다는 비위 소화 기능을 중심으로 한 에너지 생성 기능 저하에서 비롯된 문제로 볼 수 있습니다.

『동의보감』이 건강을 생명 활동의 에너지인 '기혈의 흐름'으로 보았다면, 그로부터 약 300년 뒤에 나온 『동의수세보원』에서 이제마는 기혈이 사람마다 다른 양상으로 흐른다는 사실을 밝혔습니다. 어떤 사람은 소화력이 약하고, 어떤 사람은 쉽게 피로해지며, 또 어떤 사람은 감정 기복이 유독 심합니다. 그는 이것이 사람마다 타고난 장부의 강약이 다르기 때문이라고 설명하며, 체질에 따라 서로 다른 건강법이 필요하다고 보았습니다.

다만 4체질 이론은 한 사람을 소음, 태음, 소양, 태양이라는 네 칸 중 하나에 넣어 설명하다 보니 일상생활에서 느끼는 복합적인 문제, 예를 들어 소화도 약하고 잘 붓고 잠도 잘 못 자는 사람을 세밀하게 진단하기에는 한계가 있었습니다. 일반인이 이해하고 실천하기에도 다소 복잡했습니다.

그래서 저는 전통 의학의 깊은 통찰은 살리되, 현대인의 생활에 맞게 단순화하여 누구나 쉽게 이해하고 실천할 수 있는 우리 몸의 기준을 다시 정리했습니다. 그 결과가 바로 몸 에너지의 세 축인 생성 기능, 순환 기능, 균형 기능입니다.

몸 에너지는 직관적이면서도 과학적 기반이 분명합니다. 식사를 신경 써도 늘 피곤하다면 생성 기능이 떨어진 것이고, 물만 마셔도 붓는다면 순환 기능의 문제이며, 불면증·야식 욕구·감정 기복이 반복된다면 균형 기능이 흔들린 것입니다. 이 세 축이 조화롭게 작동할 때, 비만과 노화를 함께 막을 수 있습니다.

제가 제시하는 노비노 건강 다이어트는 『동의보감』과 『동의수세보원』이 전해준 전통의 지혜를 바탕으로, 위와 같은 몸 에너지의 세 축을 현대인의 생활 언어로 다시 풀어낸 건강법입니다.

- 음식과 소화는 에너지 생성
- 운동과 움직임은 에너지 순환
- 수면과 정신 활동은 에너지 균형

위와 같은 간단한 틀로, 내 몸의 어느 부분이 특히 약해졌는지 스스로 점검할 수 있도록 돕습니다.

No, 비만과 노화

한의학의 본질은 "부분이 아니라 전체를 본다"는 데 있습니다. 노비노 건강 다이어트는 이 철학을 현대적으로 계승해 누구나 쉽게 실천할 수 있는 실생활 버전 K-메디신(K-Medicine)을 추구합니다.

'노비노(NOBINO)'라는 이름에는 NO肥(비만), NO老(노화)라는 뜻이 담겨 있습니다. 비만과 노화는 외형적으로 살이 찌고 피부 탄력이 떨어지는 외모의 문제로 보아서는 안 되며 몸 전체의 에너지 흐름이 무너졌다는 종합 신호로 판단해야 합니다.

그래서 노비노 건강 다이어트의 전제는 다음과 같습니다.

- 살과 싸우는 다이어트 대신 에너지 흐름을 회복하는 다이어트
- 체중계 숫자 대신 피로, 부종, 수면, 기분 같은 몸의 신호를 함께 살피는 다이어트
- 단기 감량 대신 요요 없이 비만을 막고 노화를 늦추는 생활 혁명으로서의 다이어트

억지로 체중을 줄이는 방식으로는 몸이 버티지 못합니다. 반대로 몸 에너지가 제자리를 찾으면 체형은 자연스럽게 바뀌고 노화의 속도도 함께 늦춰집니다. 비만과 노화를 동시에 겨냥하는 길은 따로 있는 것이 아닙니다. 몸의 에너지 흐름을 바로 세우는 과정, 그 자체가 바로 해답입니다.

이 책은 여러분의 몸이 스스로 회복하도록 돕는 가이드북입니다. 한 번의 극단적 다이어트는 이제 그만두고 30일 동안 몸 에너지의 흐름을 회복하는 루틴을 차근차근 따라갈 수

있도록 구성했습니다. 첫째, 내 몸의 에너지 생성과 순환, 균형 상태를 이해하고, 둘째, 그에 맞는 식사, 운동, 수면, 마음 관리 방식을 적용하며, 셋째, 30일 동안 생활을 조정하면서 몸의 변화를 직접 체험하도록 안내합니다.

이제 더 이상 자신의 의지를 탓할 필요는 없습니다. 다이어트는 의지와는 무관한 몸 에너지의 문제이기 때문입니다. 몸이 바뀌면 마음과 습관이 바뀌고 결국 삶 전체가 달라집니다.

고통 속에서 살을 억지로 잘라내는 다이어트 대신 내 몸과 화해하며 비만을 막고 노화를 늦추는 여정. 그 여정의 첫걸음을 떼는 데 이 책이 든든한 동반자가 되기를 바랍니다.

2025년 겨울
이재동

| 차례 |

2장 __ 다이어트, 생각을 바꾸면 길이 보인다

3장 ___ 내 몸 에너지 유형, 당신은 어떤 타입인가?

4장 ___ 에너지를 회복하면 살은 저절로 빠진다

5장 ___ 오늘 바로 시작하는 30일 몸 에너지 혁명

6장 ___ 한방치료, 생활법을 돕는 든든한 보조축

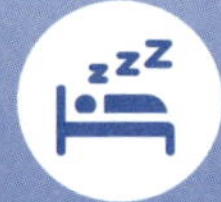

1장

우리 몸의 건강 지표는 몸 에너지다

건강에 대한 지표를 이야기할 때 우리는 흔히 혈압, 혈당, 체중 같은 수치를 먼저 떠올립니다. 그러나 누군가는 이런 지표가 정상 수치임에도 늘 피로와 불면을 호소하고, 또 다른 사람은 수치가 다소 벗어나 있어도 활기차게 일상생활을 꾸려나갑니다. 이것은 단순히 수치만으로 건강의 본질을 설명하기 어렵다는 사실을 보여줍니다.

인간의 몸은 기계와 같은 장치도 아니고, 숫자의 집합으로 정의할 수도 없습니다. 하나의 유기적인 생명체로서 생명 활동에 필요한 에너지를 어떻게 생성하고, 어떻게 순환시키며, 어떻게 균형을 잡느냐가 건강의 핵심입니다. 이 '생성, 순환, 균형'을 현대 의학의 언어로 바꾸어보면 세포 대사와 혈류, 신경과 호르몬 리듬을 하나의 흐름으로 보는 시각이라고 할 수 있습니다.

이 흐름을 가장 먼저 체계적으로 설명한 것이 바로 우리에게도 익숙한 허준의 『동의보감』과 이제마의 『동의수세보원』입니다. 한의학의 대가들이 남긴 메시지는 오늘날에도 여전히 유효합니다.

『동의보감』은 인간의 몸을 움직이는 근본을 기(氣)와 혈(血)이라는 에너지의 강물로 설명했습니다. 기는 보이지는 않지만 움직임의 원동력이고, 혈은 영양과 진액을 실어 나르는 매개체입니다. 기혈이란 현대 의학의 관점에서 세포 대사와 우리 몸에 에너지를 공급하는 ATP 생성, 신경계의 전기적 신호, 모세혈관과 림프를 통한 미세순환을 모두 아우르는 개념인 셈입니다.

『동의수세보원』은 사람마다 타고난 장부의 강약이 다르다는 사실을 체계화했습니다. 소화력이 약한 사람, 순환이 약한 사람, 감정이 예민한 사람은 모두 다른 바탕을 갖고 태어나지만, 생활 습관을 체계적으로 설계하면 부족한 점을 강화하거나 보완할 수 있습니다. 즉, 선천적 체질과 후천적 생활이 함께 건강을 결정한다는 뜻입니다. 오늘날로 말하면 '유전자와 장부 기능이라는 설정값 위에 음식, 운동, 수면, 정서 습관이 더해져 몸 에너지의 수준이 결정된다'는 이야기입니다.

이 두 고전은 공통된 메시지를 전합니다. "건강은 부분이 아니라 몸 전체의 흐름에서 비롯된다"는 것입니다. 이 단순하면서도 강력한 원리는 오늘날에도 그대로 적용됩니다. 현대 의학이 세포와 장기를 연구하는 동안, 환자가 체감하는 피로와 부기, 불면 같은 증상은 여전히 몸 에너지의 흐름 문제로 설명할 수 있기 때문입니다.

노비노 건강법은 이러한 전통의 지혜를 현대인의 언어로 새롭게 정리한 결과입니다.

1장에서는 이 건강법의 뿌리를 탐구할 것입니다. 『동의보감』과 『동의수세보원』에서 출발해 사상의학의 통찰과 한계를 짚어보고, 그것이 어떻게 노비노 건강법이라는 생활 혁명으로 이어지는지를 다룹니다. 전통에서 현재로, 다시 미래로 나아가는 길 위에서 '건강은 몸 에너지 흐름의 문제'라는 고전적 진리를 새롭게 확인하게 될 것입니다.

왜 여전히 『동의보감』일까?

에너지의 강물 『동의보감』과 사람의 바탕 『동의수세보원』

허준의 『동의보감』은 인류 보건의학사의 보고(寶庫)로 평가받는 고전입니다. 2009년, 유네스코 세계기록유산에 등재된 것도 이 책이 질병 치료법을 기록한 데서 한 걸음 더 나아가 몸 전체의 흐름과 건강을 유지하는 원리를 종합적으로 담아낸 건강 지침서의 역할을 했기 때문입니다. 『동의보감』에서 말하는 우리 몸의 유기체적인 흐름과 그 흐름을 관리하는 것이 곧 건강의 본질이라는 통찰은 오늘날에도 여전히 유효합니다.

허준은 건강을 강물의 흐름에 비유했습니다. 샘물에서 물이 솟듯 섭취한 음식물이 몸 안에서 에너지로 생성되고, 강물이 흘러가듯 그 에너지가 온몸으로 순환하여 흘러 들어가며, 강물이 넘치거나 마르지 않고 일정한 흐름을 유지할 때 균형이 잡힌다고 보았습니다. 이 말은 즉, 우리가 먹는 음식이 위장관에서 잘 분해 및 흡수되어 세포 속 미토콘드리아에서 몸에 에너지를 공급하는 유기 화합물인 ATP(Adenosine Triphosphate)로 전환되고, 이것이 심장과 폐, 혈관, 림프를 통해 전신으로 전달되며, 자율신경과 호르몬, 수면 리듬이 이를 조율하는 과정 전체가 곧 '기혈 에너지의 강물'에 해당한다는 뜻입니다.

하지만 강물이 막히면 흐름이 느려지고 물이 탁해집니다. 그 결과로 인해 염증이 발생하면 병으로 발전하게 됩니다. 허준은 "질병은 기혈이 막히거나 고갈될 때 생긴다"라고 설명했습니다. 대사와 순환, 신경 및 호르몬의 균형이 무너질 때 질병이 발생한다는 뜻입니다.

이 점에서 노비노 건강 다이어트는 칼로리만을 줄이는 것이 아니라 우리 몸의 막혀 있는 세 가지 에너지 축을 다시 열어 주어 자연스럽게 살이 빠지도록 돕는 방식에 초점을 맞춥니다.

한편 이제마는 『동의수세보원』을 집필하며 허준과는 차별화된 시각으로 건강을 보는 새로운 관점을 제시했습니다. 그는 사람마다 타고난 장부의 강약이 다르다고 보았습니다. 어떤 이는 위장이 약해 소화를 잘 못하고, 어떤 이는 폐가 취약해 늘 기침을 달고 삽니다. 이 차이는 건강을 체질이라는 개념으로 설명할 수 있다는 뜻입니다.

이제마는 인간의 체질을 네 가지(소음, 태음, 소양, 태양)로 나누고, 이에 따라 질병의 원인과 치료법이 달라진다고 정리했습니다. 그러나 그는 동시에 체질만으로는 건강이 결정되지 않는다고도 강조했습니다. 타고난 건강 외에도 음식, 직업, 수면 습관, 감정 조절 같은 생활 방식이 체질의 취약점을 강화하거나 보완한다고 본 것입니다.

인간의 몸에는 전체를 보는 눈이 필요하다

『동의보감』은 몸이 기혈의 흐름으로 이루어져 있음을, 『동의수세보원』은 그 흐름에 따라 사람마다 다른 부분이 취약할 수 있음을 가르쳐주었습니다. 두 고전이 남긴 메시지는 분명합니다.

"건강은 부분이 아니라 전체의 흐름에서 비롯된다."

현대 의학은 세포, 장기, 호르몬을 세밀하게 연구하면서 인간의 질병에 대한 약물과 치료법을 끊임없이 개발해 왔습니다. 그럼에도 여전히 만성피로, 부종, 불면과 같은 일상적인 증상이 일어나는 원인을 규명하고 이를 해결하는 데는 한계가 있습니다. 현대 의학에서는 몸을 잘게 나눈 조각으로만 보기 때문에 그렇습니다.

반면 전통 의학은 몸을 살아 있는 시스템으로 보았습니다. 이러한 원리를 옛 문헌에서 가져왔다고 해서 고리타분한 고전 속 문장으로만 치부해서는 안 됩니다. 조상들의 생활 곳곳에도 이와 같은 원리가 깊게 스며들어 있었습니다.

예를 들어, 겨울철에는 따뜻한 죽과 국을 먹으며 속을 보호하고, 봄철에는 쑥과 냉이 같은 나물을 먹으며 계절의 변화를 따랐습니다. 소화력이 약한 사람은 기름진 음식을 피했고, 불면에 시달리는 사람은 차분히 마음을 가라앉히는 차를 마셨습니다. 이것은 소화력이 약하면 생성 기능을 도와주는 음식을, 몸이 무겁고 붓는 사람은 순환을 돕는 음식과 움직임을, 불면에 시달리고 예민한 사람은 균형 기능을 안정시키는 차와 생활 리듬을 선택한 것이었습니다.

이런 생활 습관은 『동의보감』의 기혈론과 『동의수세보원』의 체질론이 실천으로 이어진 결과였습니다. 즉, 전통 의학은 단순한 치료 기술이라기보다는 삶 전체를 조율하는 생활의 지혜였습니다.

현대적으로 다시 풀어낸 체질론, 노비노 건강법

노비노 건강법은 이 오래된 지혜를 현대인의 눈높이에 맞게 연구해 단순화한 결과입니다. 인간의 체질을 복잡하게 구분하는 대신 간단하게 에너지 생성과 순환, 균형이라는 세 가지 축에 대입하기만 하면 됩니다.

여기서 말하는 세 축을 조금 더 구체적으로 정리해 보면 이렇습니다.

먼저 에너지 생성 기능은 비위(소화기계)의 소화와 흡수 기능에 해당합니다. 현대 의학적으로는 음식이 위장관에서 잘 분해 및 흡수됨으로써 세포 속 미토콘드리아에서 ATP로 전환되는 과정, 그리고 인슐린과 글루카곤(Glucagon) 같은 대사 조절 호르몬 시스템을 포함합니다.

에너지 순환 기능은 심장과 폐, 혈관과 림프관이 산소와 영양, 진액을 전신으로 보내고 회수하는 심폐, 혈관, 림프 순환 시스템입니다.

에너지 균형 기능은 자율신경계(교감신경, 부교감신경), 렙틴, 그렐린, 코르티솔과 같은 호르몬, 멜라토닌이 조절하는 수면-각성 주기, 뇌의 정서 조절 회로를 아우르는 신경 및 호르몬, 수면 리듬 시스템입니다.

이 세 축이 안정적으로 돌아갈 때 몸의 에너지는 맑은 강물처럼 자연스럽게 흘러갑니다. 이 관점에서 보면, 우리가 일상에서 흔히 겪는 증상들은 이렇게 해석할 수 있습니다.

- **소화력이 약해 늘 피곤하고 손발이 찬 마른 복부 비만**

→ 에너지 생성 문제. 이미 약해진 소화 및 대사 시스템에 칼로리를 과도하게 제한하면, 체중은 잠시 줄어들 수 있어도 기초대사량이 떨어지고 피로와 추위를 더 심하게 느끼며 부족한 에너지를 저장하기 위해 복부에 지방을 더 저장할 수 있습니다.

- **평소 몸이 무겁고 물을 조금만 마셔도 붓는 전신 비만**

→ 에너지 순환 문제. 심폐 기능과 혈관 및 림프 순환 기능이 떨어져 혈액과 진액이 신체의 말단까지 잘 도달하지 못하고 정체되는 상태입니다. 전신 비만과 만성 부종으로 이어지기 쉽습니다.

• **불면과 스트레스로 생활 리듬이 깨진 상체 비만**

→ 에너지 균형 문제. 자율신경과 호르몬 리듬이 흐트러져 렙틴과 그렐린 같은 식욕 호르몬과 코르티솔과 같은 스트레스 호르몬의 균형이 무너지고, 야식이나 폭식 습관으로 이어지며 상체가 더 발달하는 체형으로 변할 수 있습니다.

『동의보감』과 『동의수세보원』은 수백 년 전의 기록이지만, 지금도 '건강은 에너지의 흐름'이라는 본질을 일깨워줍니다. 노비노 건강 다이어트는 이 전통을 현대에 접목해, 기혈과 장부의 개념을 현대 생리학(대사, 혈류, 신경, 호르몬 등)과 연결해 누구나 쉽게 이해하고 실천할 수 있도록 정리한 건강법입니다. 다음 장에서는 이 뿌리가 어떻게 한계를 넘어 새로운 건강 혁명으로 발전하는지 살펴보겠습니다.

만 명이 있으면
만 개의 체질이 있다

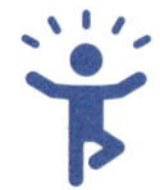

사람마다 맞는 치료법은 따로 있다

『동의수세보원』의 핵심은 체질이라는 개념입니다. 사람의 몸은 모두 똑같지 않습니다. 어떤 사람은 위장이 약해 소화를 잘 못하고, 어떤 사람은 폐가 약해 계절만 바뀌어도 감기에 잘 걸립니다. 또 어떤 사람은 마음이 예민해 늘 불면과 두통에 시달립니다. 이제마는 이런 차이를 개인의 운명이나 습관 탓으로 보지 않았습니다. 그는 사람마다 타고난 장부의 강약이 다르다는 사실을 한의학적으로 설명했습니다.

그는 체질에 따라 약을 달리 쓰고, 생활 습관도 다르게 관리해야 한다고 강조했습니다. 이 체질론은 19세기 조선 사회에 큰 반향을 불러일으켰고, 오늘날까지도 한의학의 핵심 축으로 자리 잡고 있습니다.

사상의학의 가장 큰 메시지는 개인차를 인정했다는 점입니다. 당시 서양 의학이 조선에 막 들어오던 시기였지만, 서양 의학에서는 같은 질병에 걸린 사람에게는 대체로 같은 처방을 내리는 방식으로 치료가 이루어졌습니다. 그러나 이제마는 달랐습니다. 그는 '사람마다 다른 몸'을 인정했습니다. 같은 감기라도 소음인은 몸이 차가워 따뜻하게 보강해야 낫고, 태음인은 순환을 통해 몰려 있는 열을 풀어야 낫는다고 보았습니다.

오늘날 맞춤 의학이나 정밀 의학이 강조하는 원리가 바로 이 통찰 속에 이미 들어 있습니다. '모든 사람에게 동일한 치료가 아니라, 나에게 맞는 치료'라는 생각은 130년 전 사상의학이 미리 알려준 소중한 메시지입니다. 즉, "모든 사람은 서로 다른 유전자와 장부 기능, 신경 및 호르몬 특성을 가진다"는 말과도 같습니다.

사상의학의 한계점

그럼에도 불구하고 사상의학은 몇 가지 한계를 안고 있습니다.

첫째, 사람의 체질을 단 네 가지 유형으로만 나눈다는 점입니다. 실제 임상에서는 한 사람이 소화력이 약하면서도 불면에 시달리고, 또 순환 문제로 몸이 무거운 상태가 복합적으로 나타나는 경우가 많습니다. 즉, 세 축의 문제가 동시에 나타나는 경우가 흔합니다. 그런데 체질론은 한 사람을 딱 한 칸에만 넣으려 하다 보니 설명이 어려워지고, 일반인에게는 혼란을 주기도 했습니다.

둘째, 한의사마다 체질을 분석하는 방식이 다르다는 점입니다. 같은 환자에 대해 어떤 한의사는 이 사람을 소음인으로 보지만, 다른 한의사는 소양인으로 판단합니다. 이 때문에 환자는 자신의 체질이 무엇인지 확신하기 어렵습니다. 체질이 모호하게 느껴지니 일상에서 체질에 맞는 생활 방식을 실천하는 데도 어려움이 많습니다.

셋째, 체질 개념은 일상 언어로 이해하기가 쉽지 않습니다. 소음, 태음, 소양, 태양이라는 용어는 전문적이어서 일반 독자에게는 낯설고, 몇 가지 외향적인 특징만을 보고 "나는 어떤 체질인가?"를 스스로 정확하게 판단하기도 어렵습니다.

노비노 건강법은 사상의학이 가진 통찰은 살리면서 한계는 극복하려는 취지에서 비롯되었습니다. 체질이 다르다는 말은 결국 몸의 에너지 흐름이 서로 다른 방식으로 취약하다는 뜻입니다. 그런데 이 흐름을 몸 에너지 기준으로 보면 조금 더 단순하고 합리적인 방식으로 정리할 수 있습니다. 복잡한 체질 용어를 몰라도, 어떤 문제가 생겼는지 바로 파악할 수 있습니다.

예를 들어봅시다. 늘 소화가 잘 안 되고 밤에는 쉽게 잠들지 못하는 한 여성 환자가 있었습니다. 이분은 사상의학으로 보면 소화 장애로 인해 에너지 생성 기능에 문제가 있는 소음인으로 보아야 할지, 쉽게 잠들지 못해 에너지 균형에 문제가 있는 소양인으로 보아야 할지 해석이 다양하게 갈립니다. 그러나 노비노 건강법의 관점에서는 생성 기능과 균형 기능이 동시에 약해진 경우라고 쉽게 파악할 수 있습니다. 이럴 때는 소화에 부담을 주지 않는 식습관과 함께 규칙적인 수면 관리가 필요합니다.

또 다른 사례를 보겠습니다. 40대 직장인 남성 환자는 물만 마셔도 몸이 잘 붓고 살이 찌는 느낌이 들며 늘 피곤하다고 호소했습니다. 이것은 전형적인 순환 기능의 문제로 나타나는 증상입니다만, 일상생활을 더 자세히 확인한 결과 평소 불규칙한 수면 습관으로 에너지 균형이 깨져 식탐 조절이 힘들다는 것을 알게 되었습니다. 이런 경우에는 식사량 조절보다 일정한 시간에 일어나는 아침 기상 습관을 만들고 적절한 유산소 운동으로 균형 기능과 순환 기능을 회복하면 비만 관리와 건강 회복이 가능합니다.

이처럼 노비노 건강법은 실제 생활에서 누구나 이해하고 실천할 수 있는 단순한 언어로 정리되어 있습니다.

생활 밀착형 새로운 건강법의 탄생

사상의학은 우리에게 중요한 교훈을 주었습니다. 사람은 모두 같지 않고, 각자 다른 취약점을 지니고 있다는 사실입니다. 그러나 그 구분은 너무 복잡하고 추상적이어서 전문가가 아닌 일반인이 실천하기에는 어려움이 있었습니다. 노비노 건강법은 그 한계를 넘어 생활 속에서 누구나 실천할 수 있는 건강법으로 재탄생했습니다.

건강은 거창한 이론에서 나오지 않습니다. 아침에 어떤 음식을 먹는지, 하루에 얼마나 움직이는지, 밤에 제대로 자는지 같은 생활의 작은 습관이 쌓이면서 완성됩니다. 이런 생활 습관을 세 가지 축에 맞춰 관리하기만 하면 누구든 저절로 살이 빠지고 건강을 되찾을 수 있습니다.

건강 문제를 특정 의학 전문가만 아는 비밀처럼 여기는 시대는 지났습니다. 이제는 모든 사람이 자기 몸을 스스로 돌볼 수 있는 길이 열렸습니다.

다이어트의 기본,
에너지 흐름 파악하기

다이어트는 살과의 전쟁이 아니다

많은 사람이 새해가 되면 야심차게 다이어트를 시작하지만 절반 이상은 중도에 포기하고 맙니다. 단기간에 감량에 성공해도 다이어트를 멈추는 순간 요요라는 큰 벽에 부딪히는 경우도 많습니다. 왜 이런 일이 반복될까요? 이유는 간단합니다. 다이어트를 칼로리 전쟁이라는 프레임으로 너무 간단하게 보기 때문입니다.

"적게 먹고, 더 많이 움직여라."

다이어트의 불문율인 이 말을 들어보지 않은 사람은 없을 겁니다. 그러나 실제로는 이 공식을 지켜도 살이 잘 빠지지 않는 사람이 있고, 반대로 이 공식대로 해서 큰 노력 없이 체중이 줄어드는 사람도 있습니다. 결국 다이어트의 성패는 단순히 적게 먹고 움직이는 양의 문제가 아니라는 뜻입니다. 그럼 다이어트의 키포인트는 무엇일까요? 바로 앞에서도 누누이 얘기한 '몸의 에너지 흐름'입니다.

만성피로, 부종, 불면, 체중 증가처럼 대수롭지 않게 여기지만 일상에 불편감을 주는 증상은 몸의 에너지가 제 기능을 못하고 있다는 경고입니다. 이 신호를 무시하지 말고, 생활 속에서 에너지의 흐름을 되살려야 몸이 서서히 균형을 되찾아갑니다.

선천적 기능과 후천적 생활 습관의 콜라보

그렇다면 어떻게 에너지 흐름을 완성할 수 있을까요? 우선은 부모로부터 물려받은 소화기와 순환기, 비뇨생식기 그리고 신경 및 호르몬 시스템의 기능이 건강을 전반적으로 뒷받침해 줘야 합니다. 그래서 어떤 사람은 같은 음식을 먹어도 소화가 잘 안 되고, 어떤 사람은 운동을 해도 쉽게 부으며, 또 어떤 사람은 수면과 정신적 자극에 특히 민감하게 반응하는 것입니다.

결국 에너지의 세 가지 축은 선천적 장부 기능의 차이와 후천적 생활 습관이 함께 결정하는 것입니다. 따라서 누구에게나 같은 생활 방식을 권할 수는 없습니다.

그렇다면 어떻게 해야 할까요? 몇 가지 사항만 명심하면 누구나 일상생활에서 에너지를 쉽게 회복할 수 있습니다. 다음 내용을 천천히 읽어봅시다.

- **에너지 생성이 약한 사람**

→ 소화를 돕는 따뜻한 음식을 조금씩 자주 먹습니다. 차가운 음식과 과도한 밀가루, 가공식품은 줄이는 것이 좋습니다.

- **에너지 순환이 막힌 사람**

→ 땀을 적절히 내는 유산소 운동으로 막힌 길을 뚫어줍니다. 일정한 기상 시간과 규칙적인 움직임이 함께 필요합니다.

- **에너지 균형이 무너진 사람**

→ 수면 시간을 일정하게 유지하고, 취침 전 디지털 기기 사용을 줄이며, 정신적 휴식을 확보합니다.

이처럼 식사, 움직임, 수면 및 마음 관리 속에서 몸의 흐름을 바로잡으면 억지로 체중을 줄이려고 노력하지 않아도 자연스럽게 비만과 노화를 막을 수 있습니다.

그렇다면 어떻게 나의 에너지 흐름을 파악할 수 있을까요? '카이닥(KAIDOC)' 프로그램에서 몇 가지 질문에 답하면 3분 만에 에너지 상태를 점검할 수 있습니다(p. 41 참조). 그 결과에 따라 맞춤 생활 솔루션과 몸 에너지 맞춤 루틴을 실천해 보세요. 건강은 결국 생활 속 실천에서 완성된다는 사실을 꼭 명심하시기 바랍니다.

비만과 노화를 함께 막는 길

에너지가 제대로 생성되지 않으면 근육과 세포가 약해지고, 순환이 막히면 노폐물이 쌓이며, 균형이 깨지면 호르몬과 신경이 불안정해집니다. 이것이 곧 노화의 과정입니다. 따라서 비만과 노화는 같은 뿌리에서 시작되는 문제라고 봐도 무방합니다.

건강은 특별한 병원 치료나 약으로만 완성되지 않습니다. 그보다 더 중요한 것은 우리가 매일 먹는 음식, 움직이는 습관, 수면 습관과 마음가짐입니다.

또한 건강은 혈압과 체중이라는 과거의 숫자에만 갇혀 있지도 않습니다. 몸 안에서 에너지가 얼마나 활기차게 만들어지고(생성), 막힘없이 흐르며(순환), 스스로 리듬을 유지하고 있는지(균형)를 객관적인 수치로 살피는 것이 다이어트와 항노화의 진정한 시작입니다.

다음 장으로 넘어가기 전, 몸의 에너지 흐름이 지금 어떤 상태인지 먼저 확인해 보기 바랍니다. 과학적인 원리를 기반으로 설계된 도구로 내 몸의 에너지 상태를 객관적으로 볼 수 있습니다.

내 몸 에너지 셀프 진단

- 카이닥(KAIDOC) 앱

예로부터 한의학에서는 '망(望), 문(聞), 문(問), 절(切)'의 네 가지 진단법으로 사람의 건강을 살폈습니다. 얼굴빛이나 걸음걸이, 체형만 보아도 오장육부의 에너지 흐름을 가늠할 수 있다는 뜻이죠. 이러한 전통 지혜에 인공지능(AI) 기술이 더해진 것이 바로 카이닥입니다.

카이닥은 현재 구글 앱스토어 혹은 홈페이지(kaidoc.com)에서 확인할 수 있습니다. 진단은 임상 데이터를 기반으로 설계된 20여 가지의 생활 및 건강 설문에 따라 진행되며 약 3분이 소요됩니다. 총점 100점으로 현재 내 몸의 에너지 약점이 무엇인지 한눈에 확인할 수 있습니다. 이후 생활법 체크리스트와 1:1로 연결되는 개인 건강 가이드로써 활용하는 것이 좋습니다.

카이닥은 AI 한방 주치의로서 내 몸의 에너지 흐름을 수치로 확인할 수 있으므로 병원을 방문하기 전 몸 상태를 자가 진단하고 관리할 수 있는 도구로 활용됩니다. 5장 부록의 식사·운동·수면 체크리스트를 활용하기 전에 반드시 카이닥으로 내 몸의 유형을 먼저 확인해 보세요.

(kaidoc.com)

[카이닥 검사 결과 화면 예시]

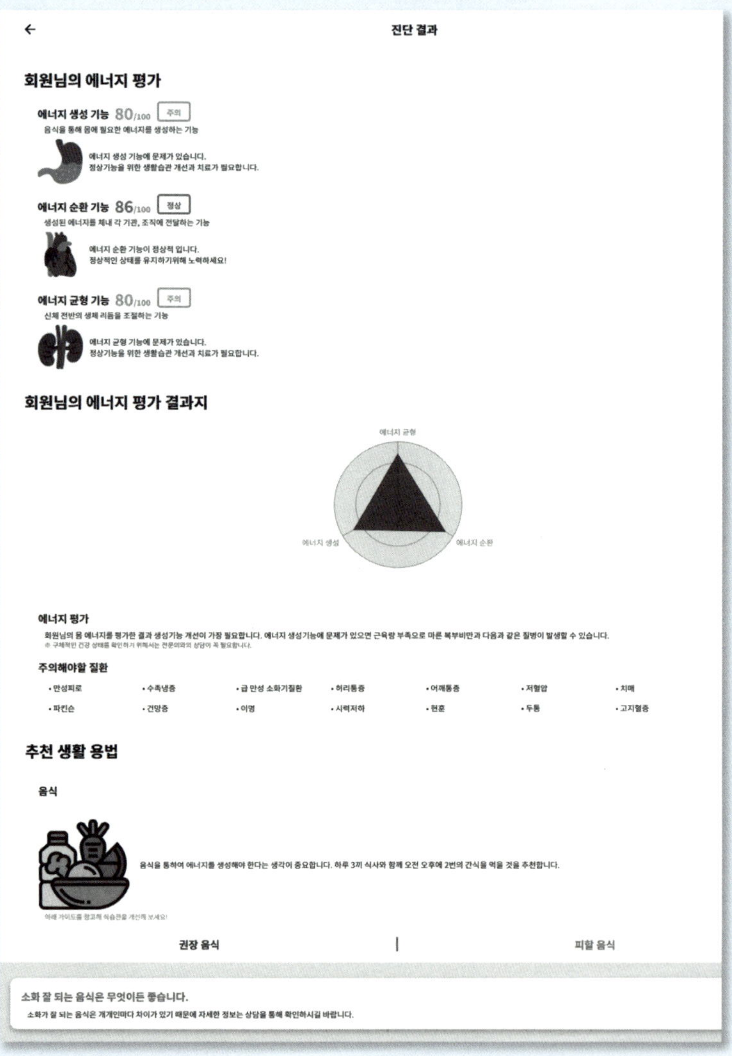

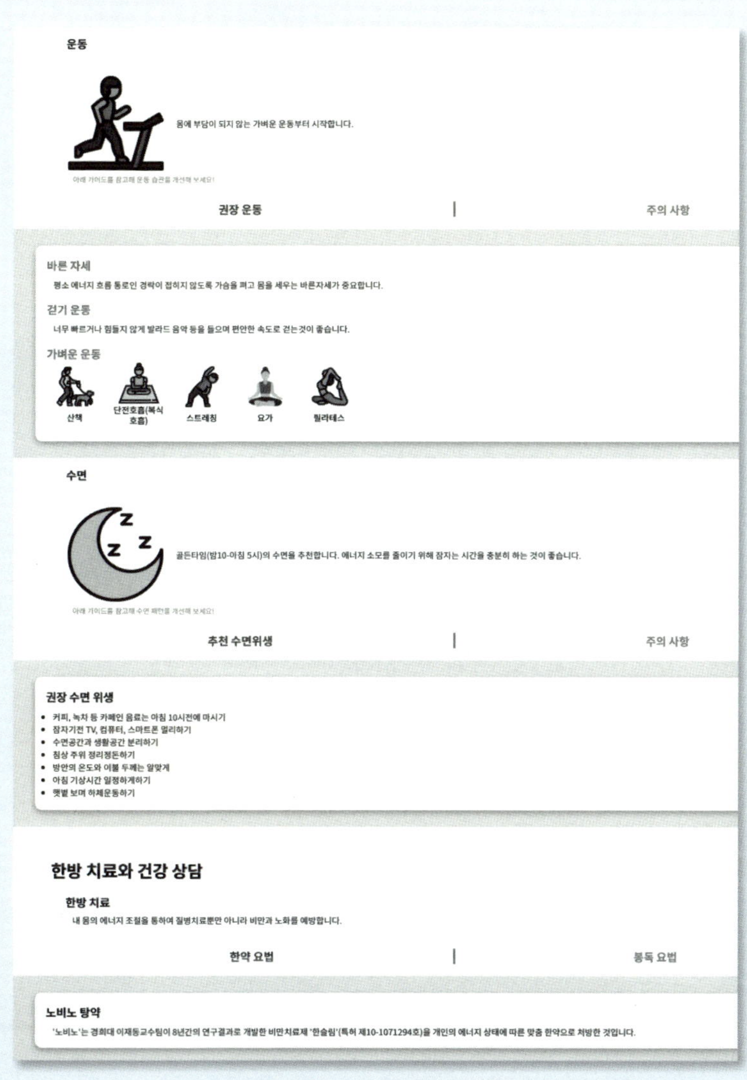
운동
몸에 부담이 되지 않는 가벼운 운동부터 시작합니다.
아래 가이드를 참고해 운동 습관을 개선해 보세요!
권장 운동
주의 사항
바른 자세
평소 에너지 흐름 통로인 경락이 접히지 않도록 가슴을 펴고 몸을 세우는 바른자세가 중요합니다.
걷기 운동
너무 빠르거나 힘들지 않게 발라드 음악 등을 들으며 편안한 속도로 걷는것이 좋습니다.
가벼운 운동
산책
단전호흡(복식 호흡)
스트레칭
요가
필라테스
수면
골든타임(밤10-아침 5시)의 수면을 추천합니다. 에너지 소모를 줄이기 위해 잠자는 시간을 충분히 하는 것이 좋습니다.
아래 가이드를 참고해 수면 패턴을 개선해 보세요!
추천 수면위생
주의 사항
권장 수면 위생
• 커피, 녹차 등 카페인 음료는 아침 10시전에 마시기
• 잠자기전 TV, 컴퓨터, 스마트폰 멀리하기
• 수면공간과 생활공간 분리하기
• 침상 주위 정리정돈하기
• 방안의 온도와 이불 두께는 알맞게
• 아침 기상시간 일정하게하기
• 햇볕 보며 하체운동하기
한방 치료와 건강 상담
한방 치료
내 몸의 에너지 조절을 통하여 질병치료뿐만 아니라 비만과 노화를 예방합니다.
한약 요법
봉독 요법
노비노 탕약
'노비노'는 경희대 이재동교수팀이 8년간의 연구결과로 개발한 비만치료제 '한슬림'(특허 제10-1071294호)을 개인의 에너지 상태에 따른 맞춤 한약으로 처방한 것입니다.

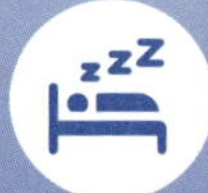

2장

다이어트,
생각을 바꾸면
길이 보인다

많은 사람이 다이어트를 시작할 때 가장 먼저 없애고 싶어 하는 것은 외형적으로 보이는 '살' 자체입니다. 그래서 먹는 것을 줄이고, 운동량을 늘리는 단순한 공식을 반복합니다. 하지만 이렇게만 해서는 장기적으로 이상적인 체중을 유지하기가 어렵습니다. 수많은 사람이 아무 의심 없이 그 길을 따라갔다가 요요라는 벽 앞에서 좌절했고, "나는 의지가 약하다"라는 자책 속에 다시 원래의 몸무게와 생활 습관으로 돌아갑니다.

하지만 다이어트에서 살은 결과일 뿐입니다. 근본적인 문제는 깨진 에너지의 흐름으로 인해 몸의 균형이 흐트러진 것입니다. 적정량의 음식을 섭취해 에너지로 바꾸고, 그 에너지가 막힘없이 온몸을 순환하며, 다시 생활 습관 개선으로 균형을 유지할 때 몸은 자연스럽게 제자리를 찾아갑니다. 반대로 이 흐름이 어딘가에서 막히면 체내 특정 부위에 에너지가 쌓이면서 비만과 피로, 노화가 함께 찾아옵니다.

2장에서는 단순하게 '살을 빼야 한다'는 좁은 시선에서 벗어나 "내 몸은 왜 살을 점점 붙이고 있을까?"라는 근본적인 질문에 답하며, 독자에게 다이어트의 새로운 패러다임을 안내하고자 합니다. 1장에서 우리는 전통 의학이 말해온 기혈, 즉 에너지 흐름의 철학과 그것을 현대적으로 재정리한 노비노 건강법의 뿌리를 살펴보았습니다. 이제부터는 그 철학을 토대로 왜 우리의 다이어트가 번번이 실패하는지, 그리고 어떤 관점으로 생각을 바꾸어야 다이어트 성공의 길이 보이는지를 현대 의학적 근거를 토대로 차근차근 풀어가겠습니다.

다이어트는 살의 문제가 아니라, 몸의 문제입니다. 이제 우리는 그 진실을 마주하고, 다이어트의 새로운 출발선에 올라서야 합니다.

다이어트는
왜 늘 실패할까?

살이 빠지지 않는 이유는 나 때문이 아니다

다이어트를 한 번이라도 시도해 본 사람이라면 누구나 정체기를 경험한 적이 있을 것입니다. 식단을 관리하고 매일같이 땀을 흘리며 운동을 했는데도 처음에는 곧잘 빠지던 체중이 어느 순간부터 꼼짝도 하지 않고 그대로 멈춰 서 있습니다. 어떤 경우에는 오히려 슬금슬금 다시 올라가면서 이전보다 더 살이 찌기도 합니다. 이런 경험을 반복하다 보면, 금세 지치고 실패의 원인을 자기 탓으로 돌리기 쉽습니다.

그러나 정말 내 잘못일까요? 실제로 많은 연구와 임상 실험을 살펴보면 다이어트 실패는 몸의 방어 기전과 대사적응(metabolic adaptation), 그리고 에너지 흐름의 문제일 때가 많습니다. 즉, 다이어트가 안 되는 것은 '내 탓'이 아니라 '내 몸의 흐름 탓'입니다.

우리 몸은 생존을 목적으로 설계된 정교한 시스템입니다. 섭취 칼로리를 갑자기 줄이면 몸은 이것을 곧장 '기근 상태'로 인식합니다. 그러면 생존을 위해 에너지 소비를 줄이고, 같은 활동을 하더라도 에너지를 더 적게 쓰는 방향으로 모드를 전환합니다. 이를 현대 의학에서는 대사 적응, 혹은 우리 몸이 비상사태에 돌입하는 '에너지 절약 모드'라고 부릅니다.

여기서 중요한 개념이 기초대사량(Basal Metabolic Rate)입니다. 기초대사량은 숨을 쉬고, 체온을 유지하고, 심장을 뛰게 하는 등 가만히 있어도 생명을 유지하는 데 필요한 최소한의 에너지 양을 말합니다. 단기간에 극단적으로 저칼로리 식이를 반복하면 체중이 줄어드는 것 이상으로 기초대사량이 더 크게 떨어지는 현상이 관찰됩니다. 몇몇 연구에서는 장기간 칼로리를 엄격하게 제한했을 때 기초대사량이 10~25%까지 감소할 수 있다고 밝혔습니다.

미국의 체중 감량 쇼 프로그램인 〈더 비기스트 루저(The Biggest Loser)〉의 참가자들을 6년 이상 추적한 연구를 살펴보면 참가자들은 체중이 어느 정도 회복된 뒤에도 기초대사량이 예상치보다 평균 500kcal 이상 낮게 유지된 것으로 나타났습니다. 다시 말해 무리한 다이어트로 단기간에 체중을 감량하면서 몸이 '에너지를 아끼는 체질'로 고정된 것입니다. 이것이 바로 대사 적응입니다.

이 변화는 눈에 보이지 않지만, 다이어트를 시도하는 사람에게는 치명적인 장벽입니다. 초반에는 체중이 잘 빠지다가 일정 시점 이후부터는 같은 식단과 같은 운동량을 유지해도 체중이 거의 줄지 않고, 조금만 더 먹어도 금방 다시 찌기 시작합니다. 줄어든 기초대사량 때문에 예전보다 섭취량이 줄었음에도 몸은 들어온 에너지를 더 적극적으로 지방으로 저장하려고 합니다. 이 과정이 반복되면서 나타나는 것이 바로 요요현상(weight regain)입니다.

일부 연구에서는 반복적인 체중 감량과 재증가(체중 사이클링)를 겪은 사람일수록 체지방 비율이 더 높아지고, 근육량은 더 적어지며, 인슐린 저항성과 심혈관 질환 위험이 증가한다는 결과도 보고됩니다. 무리한 다이어트를 반복하는 것 자체가 몸에 부담을 준다는 뜻입니다.

최근 유행하는 위고비, 삭센다, 마운자로와 같은 GLP-1 계열 식욕 억제 주사제도 이러한 몸의 방어 기전을 근본적으로 넘어서는 데에는 한계가 있습니다. 주사제를 사용하면 한동안은 식욕이 줄고 음식 섭취량이 감소해 체중이 내려가지만, 투약을 중단하면 뇌와 장의 호르몬 신호가 다시 원래 상태로 돌아오면서 식욕이 회복되고, 상당수에서 체중이 빠르게 되돌아온다는 결과가 보고되었습니다. 위고비는 세마글루타이드 성분을 활용해 개발되었는데, 투여 후 체중을 감량한 참가자들을 대상으로 한 연장 연구에서 투약을 중단한 그룹이 1년 이내에 감량했던 체중의 약 66%가 다시 회복된 사례도 있습니다 (Wilding et al., JAMA, 2022).

즉, 단순히 식욕을 억누르는 약물만으로는 기초대사량 저하, 대사 적응, 수면·스트레스·운동 부족과 같은 근본 문제를 해결할 수 없습니다. 앞으로는 다이어트를 바라보는 기준도 바뀌어야 합니다. '얼마나 적게 먹었는가'가 아니라 '내 몸의 흐름이 얼마나 회복되었는가'가 새로운 기준이 되어야 합니다.

다이어트의 패러다임 전환: 칼로리 vs. 몸 에너지 흐름

구분	기존 다이어트 (칼로리 패러다임)	앞으로의 다이어트 (몸 에너지 흐름 패러다임)
목표	체중 감량(체중계 숫자 줄이기)	몸의 흐름 회복(생성, 순환, 균형 복구)
기준 지표	섭취 칼로리, 소모 칼로리, 체중	가벼움, 소화력, 부종, 수면의 질
작동 원리	섭취 〈 소모 (단순한 칼로리 수치)	대사 적응 방지, 호르몬 및 자율 신경계 안정화
결과 및 한계	기초대사량 저하, 대사 적응, 요요현상 발생	요요현상 없는 건강한 감량, 에너지와 활력 회복

체중보다 중요한 네 가지 지표

사람들은 다이어트의 성공 여부를 체중계 숫자로만 판단합니다. 그러나 체중은 단지 결과의 일부일 뿐, 건강을 가늠하는 절대적인 기준이 될 수는 없습니다. 극단적인 저칼로리식이 후 체중이 눈에 띄게 줄었다 하더라도, 기초대사량이 크게 떨어지고 근육은 빠져나가고 체지방이 늘었다면 건강한 상태라고 볼 수 없습니다.

다이어트를 시도했을 때 체중은 일시적으로 줄어들 수 있어도 몸의 흐름이 바로잡히지 않으면 대사 적응과 요요현상은 거의 예외 없이 찾아옵니다. 그래서 다이어트에는 체중보다 더 눈여겨봐야 할 네 가지 지표가 필요합니다. 그것은 다음과 같습니다.

- **가벼움**: 아침에 눈을 떴을 때 몸이 가볍고, 활동할 때 부담이 덜한가?
- **소화**: 음식을 먹었을 때 크게 더부룩하지 않고, 흡수가 잘되는가?
- **부종**: 물만 마셔도 붓는가, 아니면 순환이 원활한가?
- **수면**: 밤에 숙면을 취하고, 아침에 상쾌하게 일어나는가?

최근 연구들을 보면 특히 수면이 부족할수록 식욕을 억제하는 렙틴은 감소하고, 식욕을 자극하는 그렐린은 증가해 늦은 밤에 고칼로리 음식을 더 자주 찾는 경향이 나타납니다. 만성 스트레스는 스테로이드 호르몬의 일종인 코르티솔을 지속적으로 높여 복부 지방을 잘 쌓이게 하는 환경을 만듭니다. 영국 브리스톨대학교의 샤라드 타헤리(Shahrad Taheri) 박사 연구팀은 약 천 명을 대상으로 실시한 실험에서 밤에 자는 시간이 짧은 사람일수록 혈중 렙틴 농도는 낮고, 그렐린은 높으며 체질량지수(BMI)가 유의하게 증가하는 양상이 관찰되었다고 밝혔습니다(S. Taheri, PLoS Medicine, 2004). 또한 『늙지 않는 비밀』을 저술한 캘리포니아대학교의 엘리사 에펠(Elissa Epel) 교수가 2000년에 발표한 연구에 따르면, 스트레스 상황에서 코르티솔 반응이 큰 여성일수록 복부 지방이 많이 분포해 있다는 결과가 나타나 만성 스트레스와 복부 비만 사이에 연관성이 있다는 결론을 내렸습니다(E. Epel, Psychosomatic Medicine, 2000). 겉으로 보이는 체중이 조금 줄었더라도 앞의 네 가지 지표가 나빠지고 있다면, 그 다이어트는 건강을 무너트리고 있는 셈입니다.

반대로 이 네 가지 지표가 서서히 회복되면 비록 체중 감소 속도가 기대만큼 빠르지 않더라도 몸은 분명히 건강한 방향으로 움직이는 중입니다. 이제 다이어트에서 음식이 하는 역할을 다시 한번 고찰해야 합니다. 먼저 음식을 잘 소화하고 에너지로 바꾸는 생성 기능이 원활해져야 하고, 다음으로 만들어진 에너지가 운동과 움직임을 통해 온몸으로 퍼지는 순환 기능이 살아 있어야 합니다. 마지막으로 수면과 정신 활동을 통해 리듬을 유지하는 균형 기능이 안정되어야 합니다. 이 세 가지가 동시에 작동할 때 체중은 자연스럽게 줄어듭니다.

비만은 과잉이 아니라 막힘에서 온다

비만에 대한 착각 중 하나는 비만 상태가 영양소의 과잉 때문에 생긴다고 생각하는 것입니다. 하지만 그보다 큰 영향을 미치는 것은 몸 에너지의 '막힘'입니다. 일반인보다 섭취하는 음식 양이 훨씬 많은데도 살이 찌기는커녕 마른 체형을 유지하는 사람들이 종종 있습니다. 이들은 에너지 생성과 순환 기능이 상대적으로 뛰어나 에너지가 몸에 고이기 전에 빠르게 쓰고 배출한다는 특징이 있습니다.

반대로 세 가지 축이 동시에 무너지면 에너지가 제대로 쓰이지 못하고 특정 부위에 고이면서 체지방이 쌓이는 속도가 빨라집니다. 따라서 비만 치료의 출발점은 막힌 길을 열어 흐름을 원활하게 만드는 데 있습니다. '얼마나 덜 먹느냐'가 아니라 '얼마나 잘 흐르게 하느냐'가 핵심입니다.

몸은 우리에게 늘 신호를 보냅니다. 건강에 적신호가 켜졌을 때 이를 무시하면 먼저 살이 찌는 외형적 변화로 드러나고, 이후에도 방치하면 결국 병으로 이어질 수 있습니다. 처음에는 피로, 부종, 불면과 같은 작은 증상으로 시작되지만, 그 이면에는 이미 에너지 축이 동시에 흔들리고 있을 가능성이 큽니다.

반대로 이 신호를 듣고 생활을 바꾸면 몸은 생각보다 빨리 반응합니다. 일상의 건강한 리듬을 회복하면 체중은 자연스럽게 줄어들고, 혈당·혈압·수면의 질 같은 건강 지표도 함께 좋아지는 경우가 많습니다. 더 이상 다이어트를 억지로 살을 떼어내는 작업이라고 생각해서는 안 됩니다.

칼로리의 함정에서 벗어나라

다이어트를 시작하는 대부분의 사람들은 칼로리 계산부터 시작합니다. 삼시세끼와 간식으로 먹은 음식이 무엇인지 하나하나 따지면서 더하기를 하고, 운동을 하면서는 칼로리를 얼마나 소모했는지 빼기를 합니다.

물론 이 방법이 무조건 나쁜 것은 아닙니다. 처음에는 자신이 평소 어느 정도의 음식을 먹고 있는지 감을 잡는 데 도움이 되기도 합니다. 그러나 몸을 숫자로만 바라보면 어느 순간 한계에 부딪힙니다. 같은 1,500kcal 먹어도 어떤 사람은 살이 빠지고, 어떤 사람은 오히려 살이 찝니다. 칼로리는 단순한 숫자일 뿐이고, 그 숫자가 어떤 대사 시스템을 가진 몸에 들어가느냐가 핵심입니다.

게다가 칼로리만 생각하다 보면 음식의 질, 소화력, 수면, 스트레스 같은 중요한 요소들이 뒷전으로 밀려납니다. 설탕이 잔뜩 들어간 음료와 신선한 채소 및 단백질이 높은 식품이 같은 칼로리라고 해서 몸에 미치는 영향도 같을 리 없습니다. 에너지가 어떻게 생성과 순환, 균형을 이루는지 보지 못하면, 숫자 싸움만 하다가 지쳐 다이어트를 포기하기 쉽습니다.

에너지의 세 축이 조화롭게 이어져 있으면, 같은 음식을 먹어도 그렇지 않을 때보다 피로감이 덜하고, 운동을 해도 회복이 빠르며, 밤에 깊이 잠들 수 있습니다. 그러나 어느 한 곳이라도 끊어지면 다른 축까지 함께 흔들립니다. 생성이 약하면 순환이 약해지고, 순환이 막히면 균형이 무너집니다. 다이어트의 성공 여부는 바로 이 에너지 지도가 얼마나 잘 연결되어 있는지에 달려 있습니다.

이제 에너지 생성 지도를 조금 더 세밀하게 들여다보겠습니다.

① 에너지 생성 - 소화와 음식의 길

생성 축은 몸의 에너지를 샘물처럼 솟아오르게 하는 첫 번째 길입니다. 이 길이 막히면 다이어트는 시작조차 되지 않습니다.

- **신호:** 마른 복부 비만형, 손발이 차다, 아침에 잘 못 일어난다, 늘 소화가 잘 안 된다.
- **생활 요법:** 따뜻하고 소화가 잘 되는 음식을 조금씩 자주 먹고, 밀가루와 찬 음식, 탄산음료를 줄인다.

비위가 튼튼하면 어떤 음식이든 비교적 잘 소화해 에너지로 전환합니다. 그러나 위장이 약하면 음식을 온전히 소화하지 못하고, 흡수 과정도 원활하지 않습니다. 그러면 에너지 생성에 필요한 원료가 부족해지기 때문에 늘 피곤하고, 이미 약해진 미토콘드리아는 더 적은 연료로 몸의 활동을 버텨야 합니다. 이 상태에서 무조건 식사량만 줄이면 기초대사량이 더 떨어져 결국 근육부터 먼저 소실되고 부족한 에너지를 채우기 위해 복부에 지방이 잘 쌓이는 악순환에 빠질 수 있습니다.

② 에너지 순환 - 운동과 움직임의 길

순환 축은 몸의 강물과 같습니다. 강물은 계속 흘러야 탁하지 않고 맑게 유지됩니다. 이 길이 막히면 몸이 무거워지고, 다이어트도 멈춥니다.

- **신호**: 전신 비만형, 쉽게 붓는다, 몸이 무겁다, 땀을 잘 흘리지 못한다, 온몸에 골고루 살이 찐다.
- **생활 요법**: 자신에게 맞는 강도로 빠르게 걷기, 러닝, 자전거, 수영 등 유산소 운동을 꾸준히 하고, 앉아 있는 시간을 줄인다.

순환이 원활하면 에너지가 온몸 구석구석까지 퍼져 지방이 머무를 틈이 줄어듭니다. 반대로 순환이 무너지면 물을 조금만 마셔도 쉽게 붓고, 다리가 무거워지며, 아침에 일어나면 얼굴이 퉁퉁 부어 있기도 합니다. 특정 부위가 아니라 몸 전체에 지방이 고루 쌓이는 전신 비만도 이런 순환 기능 저하와 깊은 관련이 있습니다. 에너지 순환은 강물과 같습니다. 강물이 잘 흐르면 맑고 깨끗하지만, 흐르지 않으면 탁해지고 썩습니다. 체지방이 쌓이는 것도 마찬가지입니다.

③ 에너지 균형 - 수면과 정신 활동의 길

균형 축은 몸의 리듬을 지탱하는 기둥입니다. 이 축이 무너지면 다른 두 축(생성과 순환)도 함께 흔들립니다.

- **신호:** 밤에 잠이 잘 안 온다, 아침에 피곤하다, 스트레스에 민감하다, 늦은 밤 폭식과 야식이 잦다, 나이가 들수록 하체가 빈약해지고 상체가 비대해진다.
- **생활 요법:** 수면 시간을 일정하게 유지하고, 밤 11시 이전에는 잠자리에 들며, 취침 전 스마트폰과 컴퓨터 사용을 줄이고, 짧은 명상 및 호흡으로 마음을 가라앉힌다.

수면이 부족하면 식욕을 억제하는 렙틴은 줄고, 식욕을 자극하는 그렐린은 늘어납니다. 만성 스트레스는 코르티솔을 높여 복부에 지방이 쌓이기 쉬운 상태를 만듭니다. 아무리 잘 먹고 잘 움직여도 잠을 못 자고 마음이 늘 긴장되어 있다면 체지방은 쉽게 빠지지 않습니다. 균형은 눈에 보이지 않지만 다이어트의 보이지 않는 기둥입니다. 균형이 무너지면 생성과 순환도 함께 흔들리고, 결국 체지방이 쌓이는 스위치가 다시 켜집니다.

세 가지 에너지 축의 기능과 의미

에너지 구분	기능 내용	현대 의학적 의미	기능 및 의미	기능 저하 신호
생성 기능	비위(소화, 흡수, 대사)	ATP(에너지) 생산, 영양 흡수	에너지를 만드는 기능	· 소화불량, 식후 더부룩함 · 수족 냉증, 아침부터 피로 · 기력 저하, 쉽게 지침 · 마른 복부 비만
순환 기능	심장과 폐(혈액순환, 호흡)	혈액 및 림프 순환, 미세 혈류 공급	에너지를 온몸에 전달하는 기능	· 얼굴, 손, 다리 부종 · 몸이 무겁고 피로 누적 · 탁한 혈색과 낯빛 · 전신 비만
균형 기능	간과 신장(조절, 회복)	수면, 자율신경, 호르몬 조절	에너지를 고르게 사용하는 기능	· 불면, 수면 질 저하 · 상체 열 · 상체 비만

비만 없는 몸을 만드는 조건

체중보다 체지방을 확인하자

다이어트를 말할 때 체중보다 더 눈여겨봐야 하는 진짜 문제는 체지방입니다. 같은 60kg이라도 근육이 많은 사람은 날씬하고 건강해 보이지만, 지방이 많은 사람은 체격이 커 보이고 실제로 건강 문제를 겪기도 합니다.

무조건 칼로리가 많은 음식을 먹는다고 체지방이 쌓이는 것은 아닙니다. 그보다는 에너지의 균형이 깨졌을 때 체지방은 몸 밖으로 빠져나가지 못하고 고입니다. 다시 말해, 이 세

조건은 체지방을 켜거나 끄는 스위치와 같습니다.

이 스위치가 어떻게 작동하는지 조금 더 구체적으로 살펴보겠습니다.

조건① 생성: 비위와 음식

체지방 스위치를 켜는 첫 번째 조건은 비위와 음식, 다시 말해 생성 기능입니다. 비위가 튼튼하면 대부분의 음식이 에너지로 전환되고 남는 찌꺼기가 적어 지방이 덜 쌓입니다. 그러나 위장이 약하면 음식을 온전히 소화하지 못하고 흡수 과정 역시 제대로 기능하지 못합니다. 그러면 에너지로 쓰이지 못한 찌꺼기가 지방 형태로 저장되기 쉽습니다. 음식으로 에너지를 남김 없이 생성하는 것이 핵심이라는 뜻입니다.

따뜻하고 소화가 잘 되는 음식을 조금씩 자주 먹고, 밀가루와 기름진 음식, 찬 음식을 줄이는 것만으로도 생성 축은 크게 달라집니다. 생성이 회복되면 기초대사량이 서서히 올라가고, 같은 양을 먹어도 몸이 예전보다 덜 붓고 덜 피곤해지는 변화를 느낄 수 있습니다.

조건② 순환: 심폐와 움직임

체지방 스위치의 두 번째 조건은 심폐와 움직임, 곧 순환 기능입니다. 순환이 원활하면 에너지가 온몸 구석구석까지 퍼지기 때문에 지방이 머무를 틈이 줄어듭니다. 반대로 순환이 막히면 물만 마셔도 붓고, 조금만 더 먹어도 몸이 무거워집니다. 그렇기 때문에 순환이 원활하지 않으면 특정 부위가 아닌 온몸에 지방이 골고루 쌓이는 전신 비만이 나타나는 것입니다.

이렇게 체지방이 쉽게 골고루 붙을 때는 하루 30분 이상 자신에게 맞는 강도의 유산소 운동을 꾸준히 하고, 앉아 있는 시간을 줄이는 것만으로도 에너지 순환 축이 놀랍도록 달라집니다.

조건③ 균형: 신장·수면·정신

체지방 스위치의 세 번째 조건은 신장, 수면, 정신 등 균형 기능입니다. 아무리 잘 먹고 잘 움직여도, 잠을 못 자고 스트레스를 제대로 관리하지 못한다면 체지방은 잘 빠지지 않습니다. 균형이 무너지면서 호르몬이 불안정해지고, 폭식이나 음식에 대한 갈망이 잦아지기 때문입니다.

수면 시간이 짧을수록 복부 비만과 대사증후군 위험이 높아진다는 연구들이 이를 뒷받침합니다. 프랑스 디종에 있는 유럽미각과학센터(European Center for Taste Science)의 로랑 브롱델(Laurent Brondel) 박사는 건강한 성인에게 네 시간 수면을 취하도록 하자 다음 날 평균 559kcal의 추가 열량을 섭취하는 것을 관찰하고 호르몬 불균형이 실제 과식으로 이어진다는 사실을 입증했습니다.

밤 늦게까지 스마트폰과 TV를 보며 깨어 있는 생활은 렙틴, 그렐린, 코르티솔의 균형을 무너뜨리고, 결국 밤마다 식탐을 이기지 못해 냉장고 문을 여는 패턴을 강화합니다. 균형은 다이어트의 보이지 않는 기둥입니다. 균형이 무너지면 생성과 순환도 함께 흔들리고, 결국 체지방 스위치가 다시 켜집니다.

체지방 스위치가 바뀌는 순간

생성과 순환, 균형은 서로 연결되어 하나의 시스템을 이룹니다. 예를 들어, 소화력이 약해 생성이 무너지면 몸에 필요한 에너지가 부족해 늘 피곤하고, 운동을 하려 해도 금세 지쳐 순환 축도 약해집니다. 순환이 약해지면 노폐물이 쌓이고 몸이 무거워져 다시 불면과 스트레스로 이어지며 균형 축도 무너집니다.

이처럼 세 축은 도미노처럼 연결되어 있습니다. 그래서 다이어트는 세 조건을 동시에 충족해야 합니다. 내 몸에 맞는 조건을 세우고, 생성과 순환, 균형이 제자리를 찾는 순간 몸은 변하기 시작합니다. 이것이 바로 체지방 스위치가 꺼지는 신호입니다.

지금까지 우리는 다이어트가 왜 실패하는지, 그리고 어떻게 성공할 수 있는지를 의과학적 근거와 함께 살펴보았습니다. 다이어트 실패는 대사 적응과 기초대사량 감소, 수면과 스트레스로 인해 무너진 에너지 균형, 그리고 막혀버린 생성과 순환의 흐름이 만들어낸 결과입니다.

그렇다면 이제 다음 질문이 자연스럽게 따라옵니다.

"도대체 어떻게 해야 내 몸의 흐름을 바꿀 수 있을까? 내가 가진 생성과 순환, 균형의 문제는 무엇이고, 생활 속에서 이것을 어떻게 바로잡을 수 있을까?"

이제 2장에서 배운 원리를 바탕으로, 3장부터는 실생활에서 노비노 건강 다이어트를 어떻게 실천할 것인지, 먹고, 움직이고, 자고, 마음을 다스리는 구체적인 방법들을 하나씩 살펴보고자 합니다. 비만 없는 몸은 먼 곳에 있지 않습니다. 내 생활 속 작은 습관을 바꾸는 것에서부터 충분히 시작될 수 있습니다.

몸 에너지 다이어트 성공 사례 ①

"많이 먹지도 않는데 왜 살이 찔까요?" - 에너지 생성 문제형

40대 직장인 여성인 김 모 씨는 이런 고민을 안고 진료실을 찾았습니다. 아침을 거르면 속이 쓰렸고, 점심을 먹으면 금방 피곤해졌습니다. 저녁은 대체로 간단히 먹는데도 체중은 해마다 늘었고, 손발이 차서 겨울이면 더욱 힘들었다고 합니다.

김 씨의 몸 에너지를 진단해 보자, 에너지 생성 기능이 크게 떨어져 있는 유형으로 나타났습니다. 비위가 약해 음식물을 제대로 소화 및 흡수하지 못하다 보니, 먹는 양이 적은데도 에너지로 변환되지 못하고 지방으로 저장되는 패턴이었습니다. "적게 먹는데도 살찐다"는 전형적인 생성 문제형의 특징입니다.

이후 김 씨는 다음과 같은 생활법을 실천했습니다.

① **따뜻한 음식 섭취:** 냉장 과일과 찬 음식은 줄이고, 따뜻한 죽과 단백질 위주의 식사를 하루 4~5회 소량씩 섭취.

② 소화를 돕는 습관: 식사 후 10분 가볍게 산책, 음식을 꼭꼭 씹어 삼키는 습관.

③ 체온 관리: 저녁마다 복부 돌뜸찜질로 비위를 따뜻하게 보호.

④ 가벼운 운동: 요가와 스트레칭 위주, 땀을 과도하게 빼지 않는 운동.

3개월 뒤, 체중은 2kg이 감소했지만, 자세히 살펴보니 체지방이 6kg 감소했고 근육량은 4kg이 증가했습니다. 무엇보다 손발이 따뜻해지고, 오후만 되면 찾아오던 만성피로가 크게 줄었습니다. 김 씨는 "체중이 줄은 것보다 아침에 눈뜰 때 몸이 가볍다는 게 너무 신기하다"라고 말했습니다.

이 사례는 에너지 생성 기능 저하가 다이어트 실패의 근본 원인임을 잘 보여줍니다. 단순히 적게 먹기보다는 비위를 따뜻하게 하고 소화를 돕는 생활법을 실천했을 때 체성분과 활력이 동시에 개선되었습니다. 에너지 생성 회복이 다이어트 성공의 열쇠였음을 보여주는 대표적인 사례입니다.

최근에는 식욕 억제 주사제를 맞았지만 요요를 겪고 다시 진료실을 찾는 환자도 많습니다. 주사제는 먹는 양 자체를 줄여줄 수는 있지만, 생성 저하형에서는 오히려 기력을 더 떨어뜨리고, 회복을 늦출 수 있습니다. 이럴 때는 에너지 생성 기능 자체를 회복시켜 근본적으로 다이어트가 가능한 몸부터 만들어야 합니다.

몸 에너지 다이어트 성공 사례 ②

"물만 마셔도 붓고, 늘 온몸이 무겁습니다."
- 에너지 순환 문제형

30대 후반의 남성 이 모 씨는 늘 피곤하고, 하루 일과를 마치고 나면 신발이 꽉 끼어 힘들다고 했습니다. 특별히 과식하지 않았는데도 체중은 꾸준히 늘어, 건강검진에서 고혈압과 지방간 위험 판정을 받았습니다.

몸 에너지 진단 결과, 이 씨는 에너지 순환 기능 저하 유형이었습니다. 혈액과 체액의 흐름이 원활하지 않아 온몸이 쉽게 붓고, 지방이 고루 쌓이는 전신 비만으로 이어졌던 것입니다.

이후 이 씨는 다음과 같은 생활법을 실천했습니다.

① **한 접시 식사법:** 평소 식사량을 1/4씩 줄여, 한 접시에 담기는 만큼만 섭취.

② **유산소 운동:** 하루 40분 빠르게 걷기 → 점차 가벼운 러닝으로 전환.

③ **수분 관리:** 물을 많이 마시는 대신, 식사 중 과도한 국물·음료 줄이기.

④ **땀 내기 루틴:** 사우나 대신 주 2회 땀 흘리는 유산소 운동으로 순환 촉진.

4개월 후, 이 씨의 체지방은 8kg이 줄어들었습니다. 복부 둘레 역시 줄어들면서 혈압과 간 수치가 정상 범위로 돌아왔습니다. "부기가 빠지자 몸이 가벼워지고 퇴근길에 신발을 벗는 일도 사라졌다"라는 것이 본인의 가장 큰 만족이었습니다.

순환 문제형은 몸이 붓고 무거운 것이 핵심 신호입니다. 혈액과 체액의 흐름을 깨우는 운동과 식사 조절이 체지방 감량뿐 아니라 전신 활력 회복으로 이어집니다.

몸 에너지 다이어트 성공 사례 ③

"밤마다 열이 오르고, 잠이 오지 않아요."
– 에너지 균형 문제형

50대 초반의 남성 직장인인 박 모 씨는 밤만 되면 얼굴이 화끈거렸고, 새벽까지 뒤척이며 간식을 찾았습니다. 낮에는 집중력이 떨어져 일도 힘들었고, 체중은 점점 늘었습니다.

몸 에너지 진단 결과, 박 씨는 에너지 균형 기능 저하 유형이었습니다. 음양의 균형이 무너져 상체로 열이 치솟고 하체는 약해져, 불면 → 과식 → 체중 증가의 루틴이 발생한 경우였습니다.

이후 박 씨는 다음과 같은 생활법을 실천했습니다.

① **운동 시간 교정:** 저녁에 격렬한 운동 대신 출근 전 하체 근력 운동(스쾃, 런지) 위주로 변경.

② **식습관 교정:** 저녁 식사 시 소량의 해조류 또는 돼지고기 등 음(陰)을 보충하는 음식 섭취.

③ **수면 습관:** 밤 11시 이전 취침, 잠들기 전 스마트폰 사용 최소화.

④ 마음 관리: 자기 전 10분 명상으로 긴장 완화.

3개월 뒤, 박 씨의 체지방은 5kg 감소했고 무엇보다 수면 시간이 평소보다 2시간 이상 길어졌습니다. 숙면을 취하고 아침에 상쾌하게 일어나니 낮에도 더 이상 졸지 않게 되었고 업무 집중력이 높아졌습니다. 음식에 대한 충동이 약해지면서 야식도 자연스럽게 줄었습니다.

균형 문제형을 해결할 때는 '상열하한(上熱下寒)'을 다스리는 것이 핵심입니다. 하체 근력 강화와 수면 교정만으로도 체중 감소와 컨디션 회복을 동시에 달성할 수 있습니다.

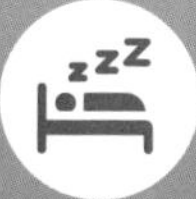

3장

내 몸 에너지 유형, 당신은 어떤 타입인가?

2장에서 살펴본 것처럼 체중이 같아도 살이 찌는 방식은 사람마다 다릅니다. 어떤 사람은 전신이 통통하면서 아침마다 얼굴이 잘 붓고, 어떤 사람은 체중은 정상이지만 아랫배만 볼록 나오는 복부 비만 형태를 띱니다. 또 다른 사람은 상체에만 살이 몰리고, 허벅지와 종아리는 여전히 가늘게 유지됩니다.

이것은 선천적인 체형의 차이가 아닙니다. 몸속 에너지의 생성과 순환, 균형이라는 세 축의 기능 차이에서 비롯된 결과입니다. 이 세 축은 부모로부터 물려받은 기능에, 우리가 만들어온 생활 습관이 더해져 결정됩니다. 그래서 똑같이 밥을 먹고, 같은 운동을 해도 어떤 이는 마른 복부 비만, 어떤 이는 전신 비만, 또 다른 이는 상체 비만으로 나타나는 것입니다.

3편에서는 이 세 축의 기능이 약해질 때 어떤 신호가 몸에 나타나고, 그것이 어떤 비만 유형으로 이어지는지를 살펴봅니다. 여기서 중요한 것은 "지금 당장 무엇을 해야 한다"가 아니라, "나는 어떤 타입인가?"를 정확히 아는 것입니다.

밥을 먹고도 힘이 없는 이유
- 생성 저하형

아무리 잘 먹어도 힘이 안 나는 사람들

밥을 잘 챙겨 먹으면서도 늘 피곤함을 느끼나요? 아침을 먹고 출근했는데도 출근하자마자 퇴근하고 싶은 생각이 들 만큼 지치고, 점심을 먹고 나면 눈꺼풀이 내려앉으면서 중요한 회의 자리에서도 졸음이 몰려 오지는 않나요? 저녁 회식 후에는 속이 더부룩하고 무기력해지는 증상이 나타나나요?

많은 사람이 이런 경험을 하면 엉뚱한 데서 원인을 찾습니다.

"나이가 드니 소화기관이 약해졌나 보네."

"운동을 안 해서 기운이 없는 거겠지."

그러나 이처럼 과도한 피로는 나이 문제도, 게으름 탓도 아닙니다. 이것은 몸의 에너지 생성 기능이 제 역할을 하지 못하고 있다는 대표적인 신호입니다. 음식은 정상적으로 섭취하고 있지만 그것이 제대로 에너지로 바뀌지 않는 상태라는 뜻입니다.

한의학적으로 소화와 흡수를 담당하는 장부는 비위 소화기관입니다. 비위가 튼튼하면 음식물이 잘 소화되어 영양분과 혈액, 좋은 기운으로 바뀌고, 몸은 가볍게 활동할 수 있습니다. 그러나 비위가 약하면 음식물이 몸에 들어와도 에너지로 변환되지 않습니다. 들어온 연료는 남아서 지방으로 저장되거나, 몸에 부담을 주며 피로만 쌓습니다.

그 결과, 밥을 먹어도 힘은 없고, 오히려 더 피곤해지는 역설적인 상태가 발생합니다. 이것이 바로 생성 저하형의 본질입니다.

생성 저하형이 보내는 신호들

생성 저하형은 몸을 통해 다음과 같은 신호를 보냅니다.

- **만성피로:** 아무리 쉬어도 기운이 회복되지 않습니다.
- **소화불량:** 식사 후 자주 더부룩하고 속이 답답합니다.
- **심한 식곤증:** 밥만 먹으면 졸음이 쏟아져 집중력이 떨어집니다.
- **수족 냉증:** 늘 손발이 차고 유난히 추위를 탑니다.
- **기력 저하:** 운동이나 일을 조금만 해도 쉽게 지칩니다.

이 신호들을 그저 불편감이라고 생각하고 가볍게 넘겨서는 안 됩니다. 이것은 비위의 약화와 기초대사력 저하를 알리는 경고음입니다.

그렇다면 왜 이런 일이 생길까요? 이는 겉으로 드러나는 위장 하나의 문제라기보다는 약하게 타고난 장부 기능과 나쁜 생활 습관이 함께 작용해 만들어지는 몸의 유형입니다.

마른 복부 비만의 뿌리

생성 저하형인 사람들은 보통 이런 하소연을 하기 마련입니다. "음식을 많이 먹지도 않는데 왜 배가 나올까요?" 음식이 완전히 분해되지 못하고 남은 찌꺼기는 특히 복부에 집중해서 쌓이기 때문입니다. 전신은 마른 편이고, 심지어 몸무게도 정상인데 배만 볼록하게 나오는 마른 복부 비만이 되는 이유가 바로 이 때문입니다.

생성 저하형은 겉으로 봤을 때 체중은 정상이고 팔다리도 가늘지만 허리둘레만 계속 늘어나는 증상을 보입니다. 이렇게 쌓인 복부 지방이 내장 지방으로 이어지면서 대사질환에 걸릴 위험 역시 높아집니다. 아울러 속에 지방이 차는데도 기운은 없는 모순된 상태가 됩니다. 즉, 다른 말로 하면 마른 복부 비만은 '겉은 괜찮아 보여도 속은 나쁜' 숨은 위험형 비만입니다.

기초대사율의 저하는 미토콘드리아의 기능이 떨어져 에너지 생산력이 약해졌기 때문에 발생합니다. 기초대사량은 가만히 쉬고 있을 때도 숨을 쉬게 하고, 심장을 뛰게 하고, 체온을 유지하는 데 쓰이는 최소한의 에너지입니다. 이 에너지를 만들어내는 곳이 바로 세포 속 미토콘드리아라는 작은 발전소인데, 생성 기능이 떨어지면 이 발전소의 힘이 약해져 다른 사람과 같은 양의 음식을 먹어도 에너지가 잘 만들어지지 않습니다. 그러면 몸은 쉽게 피로해지고, 쓰이지 못한 에너지를 지방으로 돌려보내려 하기 때문에 '많이 먹지 않아도 살이 찌는 몸'이 되기 쉽습니다.

소화효소가 부족한 것도 한 가지 원인입니다. 위산과 효소가 부족하면 음식 분해와 흡수가 비효율적으로 나빠집니다. 생성 저하형인 사람은 위가 차갑거나 위산과 소화효소 분비가 약해 음식이 덩어리째 내려가기 쉽고, 잘게 쪼개지지 않은 음식물 때문에 영양분이 충분히 흡수되지 않습니다. 실제로는 밥을 충분히 먹었는데도 늘 힘이 빠지고, 장 속에서 제대로 분해되지 못한 음식이 가스를 생성하거나 복부 팽만을 일으키며, 남은 열량은 지방으로 저장되는 악순환이 반복됩니다.

마지막으로 호르몬 불균형도 문제입니다. 갑상선 기능 저하, 인슐린 저항성이 동반되면 대사가 무너집니다. 갑상선 호르몬은 우리 몸의 '속도 조절 페달'과 같아서 너무 적게 분비되면 몸 전체 대사가 느려지고, 음식을 조금만 먹어도 체중이 잘 빠지지 않게 만듭니다. 여기에 인슐린 저항성이 함께 오면, 혈액 속 당은 넘쳐나는데도 세포는 그 당을 잘 받아들이지 못해 배만 부르고 세포는 배고픈 상태가 됩니다. 그러면 몸은 더 많은 당과 지방을 저장하려 하고, 기초대사율은 더 떨어지는 방향으로 고착되면서 마른 복부 비만과 만성피로로 이어지기 쉽습니다.

즉, 생성 저하형은 단순히 위장 문제가 아니라, 몸 전체의 대사 시스템이 저하되면서 컨디션이 악화된 상태라 할 수 있습니다.

생성 저하형의 생활적 특징과 이유

에너지 생성이 약하면 몸은 연료를 안정적으로 공급받지 못합니다. 그러면 건강한 음식보다는 빠르게 혈당을 올릴 수 있는 단순당을 반복적으로 찾게 됩니다. 즉, 에너지 저하로 인한 생리적 보상 행동을 보이는 것입니다.

아침에 피곤하고 낮에 졸음이 몰려오는 이유도 밤새 회복하면서 생성되어야 할 에너지가 충분히 만들어지지 못했기 때문입니다. 대사의 충전 능력 자체가 낮아진 상태라는 의미입니다. 이런 사람에게는 겨울이 특히 힘들고 춥습니다. 체온 유지에는 어느 정도 에너지가 필요한데, 발열 시스템이 약해 체열 생성 능력이 떨어지기 때문에 같은 환경에서도 남들보다 추위를 훨씬 심하게 느끼기 때문입니다.

여기에 더해 소화효소 부족으로 인해 음식 분해에 다른 사람보다 많은 에너지를 소모하므로 식사 후 활동 능력은 급격히 떨어집니다. 식사를 하면 오히려 피곤해지는 것이 이 체질의 전형적 특징입니다. 그러다 보니 에너지 부족 상태에서는 지방을 태우기보다 근육을 먼저 분해해 에너지로 사용하려는 경향이 생깁니다. 갑상선 기능 저하와 인슐린 저항성까지 동반되면 이 현상은 더욱 가속됩니다.

이를 해결하기 위해 가장 중요한 것은 내 몸의 에너지 생성 기능을 회복할 방법을 찾는 것입니다. 식사의 방식, 일상의 움직임, 수면의 리듬, 마음을 관리하는 태도에서 에너지 생성은 다시 살아날 수 있습니다. 구체적인 방법은 4장에서 다룰 예정입니다. 여기서는 우선 "나는 생성 저하형인가?"를 이해하는 것이 핵심입니다.

"밥을 먹어도 힘이 없다"라는 말은 단순한 푸념이 아닙니다. 몸이 보내는 중요한 신호입니다. 이 신호를 무시하면, 복부비만과 피로, 노화가 가속화됩니다. 그러나 신호를 이해하면 내 몸을 보는 눈이 열립니다.

내가 생성 저하형인지, 그래서 왜 마른 복부 비만이 생기는지 알면, 만성피로를 해결하고 다이어트에도 성공하는 길이 보입니다. 몸의 에너지 생성 축이 보내는 구조적 신호를 깨닫고 자책하기보다는 이해와 회복을 우선해야 합니다. 비만 없이 건강한 몸의 출발점은 내 몸의 에너지 생성 기능을 다시 세우는 것입니다. 이것이 바로 마른 복부 비만에서 벗어나고, 활기찬 삶으로 돌아가는 첫걸음입니다.

부기가 살로 바뀌는 메커니즘
– 순환 정체형

아침마다 붓는 얼굴, 무거운 몸

아침에 일어나 거울을 보면 얼굴이 퉁퉁 부어 있고, 손가락이 빳빳해 반지가 잘 빠지지 않는 경험을 해본 적이 있으신가요? 퇴근 후 양말을 벗으면 잠들 때까지 자국이 남아 있고, 오후가 되면 다리에 액체가 쏠린 듯 두껍고 딴딴해지는 경우도 많습니다. 이런 분들은 대개 이렇게 말합니다.

"나는 원래 잘 붓는 체질이야."

"물만 마셔도 살이 찐다니까."

이것이 정말 물만 마셔도 살이 찌는 체질 때문일까요? 이것은 몸속의 에너지 순환 기능이 제대로 작동하지 않는다는 신호입니다. 즉, 순환 정체형으로 혈액과 림프가 원활히 돌지 못해 몸 구석구석에 정체(부종)가 생기고 있다는 뜻입니다.

한의학적으로는 심장과 폐의 기능이 약해져 기혈 순환이 원활하지 못한 상태라고 설명합니다. 심장은 피를 전신으로 내보내는 펌프이고, 폐는 산소를 공급하며 호흡에서 남은 노폐물을 배출하는 기관입니다. 이 두 기관이 약해지면 피와 진액은 흐르지 못하고, 곳곳에 고이게 됩니다. 그 결과, 몸이 붓고 무거워지며 시간이 지나면서 이 부기가 지방으로 굳어져 전신 비만으로 이어지는 것입니다.

순환 정체형이 보내는 신호들

순환 정체형은 일상생활에서 다음과 같은 모습으로 드러납니다.

- **아침 부종**: 자고 일어나면 얼굴과 손발이 잘 붓습니다.
- **전신 지방 축적**: 특정 부위가 아니라 온몸에 골고루 살이 찝니다.
- **낮은 폐활량과 무기력**: 조금만 걸어도 숨이 차고, 계단을 오르기 힘듭니다.
- **땀 배출 장애**: 더워도 땀이 잘 나지 않아 답답합니다.
- **묵직한 피로**: 몸 전체가 무겁고 늘 지친 느낌이 듭니다.

이 신호들은 모두 에너지 순환이 막혀 있다는 증거입니다. 순환 정체형의 경우, 칼로리 섭취량과 무관하게 에너지가 원활하게 흐르지 못하고 온몸 구석구석 쌓이는 것이 살이 찌는 진짜 이유입니다. 그래서 순환 정체형 비만은 과식의 결과라고 볼 수 없고 정체된 에너지가 굳어버린 모습이라고 해석해야 합니다.

전신 비만으로 가는 막힘 현상

순환 정체형에서 나타나는 전신 비만은 다른 비만 유형과 다릅니다. 온몸에 살이 붙으면 겉보기에 뚱뚱하기 때문에 게으름이나 폭식이 비만의 원인이라고 생각하기 쉽지만, 이것은 흐름이 막혔다는 경고등으로 봐야 합니다. 순환이 막히면 혈액과 림프가 말초까지 이르지 못해 수분이 고입니다. 이로 인해 부종이 발생하게 됩니다. 이 상태가 오래 지속되면 지방세포가 활성화되면서 부기가 지방으로 굳는데, 그 결과로 전신 비만이 나타나는 것입니다.

따라서 순환 정체형에서 나타나는 전신 비만은 다음과 같은 특징을 보입니다. 체형적으로는 팔다리와 허리, 복부가 동시에 굵어집니다. 아침에 일어났을 때 몸이 많이 붓고 오후가 되면 전체적으로 무거운 느낌이 들면서 심한 경우 숨이 가빠지기도 합니다. 순환 정체형이 위험한 이유는 단순한 체형 변화로만 나타나는 것이 아니기 때문입니다. 이는 심폐 기능 저하와 대사 장애까지 유발할 수 있는 매우 위험한 적신호입니다.

심폐 기능은 '산소를 얼마나 깊고 충분하게 공급할 수 있는가'를 결정합니다. 지방을 태우는 대사 과정(지방산 산화)은 반드시 산소가 있어야만 진행되는데, 순환 기능이 떨어지면 세포까지 전달되는 산소량이 감소합니다. 이 경우, 몸은 지방을 태우는 대신 빠르게 에너지를 만들 수 있는 탄수화물 위주의 대사로 전환됩니다. 결과적으로 지방은 그대로 남고, 몸은 더 쉽게 지치며 활동량도 줄어들게 됩니다.

순환 정체형에서는 혈액순환 장애도 신경 써야 합니다. 혈액은 산소뿐 아니라 영양분과 호르몬을 말초까지 공급합니다. 이것이 원활하지 않으면 몸이 붓고 무거워집니다. 근육이 쉽게 피로해지고 불필요한 수분과 노폐물이 잘 배출되지 못하기 때문입니다.

우리 몸의 다른 체액인 림프 역시 혈액이 닿지 못하는 틈새까지 들어가 노폐물을 회수하고 면역세포를 운반하는 '하수도와 면역 시스템'의 역할을 담당합니다. 순환 기능이 떨어지면 림프 흐름도 함께 정체되어 노폐물, 단백질, 수분이 조직 사이에 고이게 됩니다. 이로 인해 부종, 몸의 무거움, 둔한 느낌 등이 강해지며, 면역세포의 이동까지 느려지면서 감기나 염증에 쉽게 노출됩니다. 즉, 림프 정체는 몸 전체의 방어력이 떨어졌다는 신호입니다.

혈액과 림프가 원활하게 흐르지 않으면 체지방을 에너지로 바꾸는 과정도 함께 느려집니다. 산소 공급이 줄고 노폐물 배출이 막히면서 세포의 '연소 시스템'이 제 역할을 하지 못해 지방 연소 효율이 떨어지기 때문입니다. 또한 순환 저하는 근육 활동량을 줄이고, 움직임이 줄수록 대사량은 더 낮아집니다. 이러한 악순환이 반복되면 지방 분해 속도는 더욱 느려지고 일반적인 다이어트만으로는 살이 잘 빠지지 않는 체질로 굳어지기 쉽습니다. 즉, 순환 정체형은 대사 저하 → 부종 → 지방 축적 → 전신 비만의 악순환 구조를 가지는 셈입니다.

순환 정체형의 생활적 특징

순환 정체형의 사람들은 대개 다음과 같은 특징을 보입니다. 먼저 부종에 민감해 짠 음식이나 술을 조금만 먹어도 금세 붓습니다. 그러다 보니 체중 변화에도 예민해서 전날보다 1~2kg 정도 체중이 불어날 때도 있습니다. 몸이 항상 눌린 듯 무겁고, 컨디션이 좋다고 느낄 때가 드뭅니다. 몸을 쓸 때는 유독 유산소 운동을 할 때 힘들어하고 오래 지속하기도 어렵습니다. 전신에 살이 찌므로 팔도 굵고, 다리도 굵고, 배도 나오는 전형적인 비만 형태가 됩니다.

이러한 순환 정체형 비만은 단순한 다이어트 방법으로는 해결되지 않습니다. 막힌 길을 뚫어서 다시 흐르게 하는 것이 근본적인 해결책입니다. 순환 정체형 역시 생성 저하형과 마찬가지로 체질에 맞게 생활 습관을 바꾸면서 증상을 점차 개선해야 합니다.

아침마다 부은 얼굴, 쉽게 불어나는 몸무게, 무거운 다리는 '길이 막혔다'는 몸의 목소리라는 사실을 명심하세요. "나는 전신 비만형인가?"를 확인하는 순간, 문제의 뿌리를 볼 수 있고, 해결의 실마리가 열립니다.

자연스럽게 흐르는 몸이 건강한 몸입니다. 막힌 길을 뚫고 흐름을 회복하는 것, 그것이 전신 비만을 벗어나 활기찬 몸으로 돌아가는 길입니다.

야식은 의지 문제가 아니다
- 균형 붕괴형

밤마다 무너지는 다이어트

낮에는 밀려오는 식욕에 굴하지 않고 식단을 조절하면서 잘 버팁니다. 식사를 할 때 아침은 가볍게, 점심은 건강식으로 챙기며 체계적으로 관리하므로 몸에 아무런 문제가 없다고 착각합니다. 하지만 밤이 되면 상황이 달라집니다.

잠들기 전 야식이 간절히 당기고, 한 번 음식을 먹기 시작하면 멈추기 어렵습니다. 이런 분들은 흔히 이렇게 말합니다.

"인내심이 부족해서 그래."

"하루 종일 쌓인 스트레스를 못 이겨서 그렇지."

그러나 이것은 인내심이나 스트레스와는 무관한 수면과 자율신경 그리고 호르몬 리듬이 무너진 상태입니다. 즉, 균형 붕괴형으로 한의학에서는 신장이 약해져 음양의 균형이 흔들린 것으로 설명합니다.

에너지 균형이 무너지면 낮에 피로감을 심하게 느끼다가도 밤이 되면 정신이 또렷해지는 각성 상태가 됩니다. 그러다 보니 스트레스와 감정 기복이 커지고 불면 증상이 나타나기도 합니다. 결국 에너지의 상하 균형이 무너져 체형에도 변화가 생깁니다. 이때 나타나는 문제가 바로 상체 비만입니다.

균형 붕괴형이 보내는 신호들

균형 붕괴형은 일상에서 다음과 같은 신호를 보냅니다.

- **불면과 수면 부족**: 쉽게 잠들지 못하거나 자주 깨고, 아침에 개운하지 않습니다.

- **야식 충동**: 밤마다 당과 기름진 음식이 강하게 당깁니다.
- **감정 기복**: 스트레스, 우울, 짜증이 자주 밀려옵니다.
- **상체 중심의 살**: 특히 배와 가슴, 목 주변에 살이 몰립니다.
- **만성피로**: 자고 일어나도 피곤이 풀리지 않고, 낮에도 무기력합니다.

이 신호들은 모두 몸의 균형이 무너졌다는 증거입니다.

그렇다면 왜 에너지의 밸런스가 무너졌을 때는 상체에만 살이 찌는 걸까요? 균형 기능이 깨지면 신체는 생존 모드로 들어갑니다. 스트레스 호르몬인 코르티솔이 높게 유지되면서 몸이 에너지를 안전하게 비축하려고 시도한다는 뜻입니다. 이때 지방이 특히 상체 중심(복부, 가슴, 목 등)에 집중적으로 저장됩니다. 몸이 중요한 장기를 보호하기 위해 지방을 방패처럼 두르기 때문입니다.

젊을 때와 갱년기 이후의 차이

균형 붕괴형이 다른 유형과 차별되는 가장 큰 특징은 나이에 따라 발현되는 모습이 다르다는 점입니다. 젊을 때는 균형 기능이 약해도 눈에 띄는 체형 변화는 잘 나타나지 않습니다. 대신 불면, 스트레스, 감정 기복, 야식 충동이 두드러집니다. 반면 갱년기 이후에는 남성의 경우 테스토스테론, 여성의 경우 에스트로겐이 줄어드는 시기로 접어들면서 호르몬 균형이 크게 흔들립니다. 이때부터 체형 변화가 뚜렷하게 나타나는데, 가장 전형적인 특징이 바로 상체 비만입니다.

젊을 때는 증상이 중심, 갱년기 이후에는 체형 변화까지 동반되는 것입니다. 여성호르몬인 에스트로겐은 원래 지방을 하체 쪽으로 보내면서 저장 위치를 결정하는 교통정리 역할을 합니다. 따라서 에스트로겐이 줄면 지방이 갈 곳을 잃고 배와 상체에 그대로 쌓입니다.

남성호르몬인 테스토스테론은 근육을 유지하고 기초대사를 올려주는 엔진 역할을 합니다. 이 호르몬이 감소하면 근육이 줄고, 지방이 잘 타지 않기 때문에 같은 양을 먹어도 살이 더 쉽게 상체에 쌓이는 체질로 바뀝니다. 즉, 호르몬이 줄어드는 순간 지방을 어디에 둘지, 어떻게 태울지에 대한 몸의 설계도가 흔들리는 것입니다.

균형 붕괴형에서는 자율신경이 무너지면서 불면증도 쉽게 찾아옵니다. 밤에 잠이 잘 오지 않고 머리는 맑아지며 이상하게 불안하고 예민해지는 이유는 교감신경 때문입니다. 긴장과 각성을 불러일으키는 교감신경이 낮에는 활성화되었다가 밤이 되면 꺼져야 하는데, 그렇지 않고 늦게까지 켜져 있는 것입니다. 균형이 무너지면 교감신경이 밤에도 계속 켜 있는 상태가 유지되다 보니 몸이 쉬지 못하고 신경계는 '지금은 활동 중'이라고 착각하게 됩니다.

이는 우리 몸에서 식욕을 담당하는 렙틴과 그렐린에도 영향을 미칩니다. 렙틴은 음식을 섭취할 때 "이제 그만 먹어도 된다"라는 포만 신호를 뇌에 전달합니다. 하지만 수면이 부족해지면 렙틴이 크게 감소하면서 음식을 적당히 먹었는데도 배가 부르다는 느낌이 사라집니다. 한편 그렐린은 "계속 먹어라"라는 식욕 신호를 전달합니다. 수면 시간이 부족하면 그렐린이 증가하면서 밤마다 달고 기름진 음식이 강하게 당깁니다. 즉, 수면 부족은 몸을 항상 배고픈 상태로 만들어 야식을 끊을 수 없게 만듭니다.

마지막으로 코르티솔은 스트레스 상황에서 몸을 보호하는 생존 호르몬입니다. 이 설명만 들었을 때는 우리 몸에 긍정적인 영향만 미칠 것 같지만 이 호르몬 역시 자주 또는 오랫동안 수치가 증가하면 문제가 생깁니다. 몸이 혹시 모를 위기 상황을 대비해 심장, 폐, 간과 같은 핵심 장기에 지방을 모아두기 때문입니다. 불면이 심해지고 식습관이 망가지면 코르티솔이 과도하게 분비되면서 지방이 배와 흉곽, 목 주변에까지 집중적으로 쌓이는 패턴이 나타납니다. 또한 혈당을 올려 다시 허기가 빨리 지는 악순환을 만듭니다.

렙틴과 그렐린, 코르티솔이 균형을 이루면 낮에는 적당히 배가 고프고 밤에는 자연스럽게 식욕이 줄어드는 건강한 리듬이 만들어집니다. 그러나 수면 부족과 만성 스트레스가 겹치면 렙틴은 줄고, 그렐린과 코르티솔이 높아져 폭식과 야식을 반복하는 습관이 생깁니다.

즉, 균형 붕괴형은 호르몬과 신경, 수면 리듬이 한꺼번에 흔들린 상태입니다. 최근 유행하는 주사제 다이어트는 이런 식욕 충동을 억지로 누르는 방식입니다. 하지만 이는 정상적인 몸 에너지 시스템을 무너뜨리는 방법일 뿐, 근본적인 해결책이 되지 않습니다. 억지로 누르기보다는 내 몸이 스스로 절제하는 힘을 되찾는 과정이 핵심이라는 뜻입니다.

비만에 관여하는 호르몬과 주요 기능

호르몬	주요 기능	에너지·비만과의 관계	균형 붕괴형의 문제
에스트로겐 (Estrogen)	지방 저장 위치 조절(하체 중심)	갱년기 이후 감소 → 지방이 상체·복부로 이동	상체 비만 심화, 체형 변화 가속
테스토스테론 (Testosterone)	근육 유지·기초 대사 증가	감소 시 근육량 감소·대사 저하 → 지방 연소 하락	근육감소 + 체지방 증가로 비만 악화
렙틴(Leptin)	포만감 전달, 식욕 억제	수면 부족 시 감소 → 포만감 저하, 쉽게 배고픔	수면 부족 시 감소, 포만감 저하 → 쉽게 배고픔 밤에 포만 신호가 약해져 야식과 폭식 반복
그렐린 (Ghrelin)	배고픔 신호 전달, 식욕 촉진	수면 부족 시 증가 → 단 음식·기름진 음식 강한 욕구	야식 충동 증가, 상체 비만 악화
코르티솔 (Cortisol)	스트레스 대응, 혈당 상승	만성 스트레스 시 지속 상승 → 상체 및 복부 지방 집중	복부 및 상체 비만, 감정 기복, 불면 악화

균형 붕괴형의 생활적 특징

균형 붕괴형 사람들은 이렇게 말합니다. "밤만 되면 먹고 싶다", "자는 게 제일 힘들다", "별일 아닌데 화가 나고 우울해진다", "목, 어깨나 팔이 두꺼워져 스트레스를 받는다". 이런 모습들은 모두 균형 붕괴형의 전형적인 생활 단서입니다.

하지만 야식 충동과 불면, 상체 비만은 잘못된 생활 습관 탓으로만 돌릴 수 없습니다.

특히 갱년기 이후에 찾아오는 상체 비만은 대사질환, 심혈관질환, 우울증 등과 밀접히 연관됩니다. 그래서 균형 붕괴형은 특히 중년과 노년 건강을 위해서 빠르게 인식해야 하는 구조적 신호입니다. 수면과 정신 건강, 호르몬 리듬을 되찾을 때, 상체 비만은 자연스럽게 풀려갑니다.

우리 몸은 본래 낮과 밤, 활동과 휴식, 긴장과 이완이 균형을 이루도록 설계되었습니다. 이 단순한 균형이 무너질 때, 비만은 상체에서부터 서서히 모습을 드러냅니다. 이때 필요한 것은 균형을 회복하는 생활법입니다. 균형이 회복되는 순간, 비만도, 피로도, 불면도 함께 풀려갑니다.

세 축의 에너지 문제와 비만 유형

지금까지 살펴본 것처럼 세 가지 축에서 에너지에 어떤 문제가 있는지, 그리고 간단하게 어떤 비만 유형으로 나타나는지를 정리해 보면 다음과 같습니다.

- **생성 저하형(비위 약화) → 마른 복부 비만**

  몸은 마른 편인데 허리둘레가 늘어나고 아랫배가 쉽게 불어납니다. 식후 졸음, 수족 냉증, 만성피로가 동반되기 쉽습니다.

- **순환 정체형(심폐, 혈액, 림프 정체) → 전신 비만**

  아침 부종, 전신 피로, 숨이 쉽게 차는 것이 특징이며 온몸에 골고루 지방이 붙습니다.

- **균형 붕괴형(신장, 자율신경, 수면 리듬 불안정) → 상체 비만**

  복부, 가슴, 목 주변에 살이 몰리고, 불면과 야식 충동, 감정 기복이 자주 나타납니다. 특히 젊을 때는 체형 변화보다 수면과 감정 문제로 먼저 나타나며, 갱년기 이후 호르몬 변화가 겹치면서 상체 비만으로 확실히 드러납니다.

하지만 현실에서는 이 세 가지 유형이 무 자르듯 딱 잘라서 나타나기보다는 여러 가지 조금씩 증상이 섞여서 발생하는 경우가 많습니다. 현실의 몸은 교과서처럼 이론대로 움직이지 않기 때문입니다. 대부분은 두 가지 이상의 유형이 섞여서 나타나며 심한 경우 세 가지 유형이 모두 섞이기도 하는데, 이를 혼합형이라고 부릅니다.

예를 들어, 생성 기능이 약하면서 동시에 순환이 정체되면 배가 나오는 복부 비만과 함께 아침에 일어났을 때 전신이 붓는 증상이 나타납니다. 또한 생성이 약하고 균형이 무너지면 피로가 심하고 추위를 많이 타면서 밤마다 야식을 찾는 습관이 생겨 상체 비만이 두드러지게 나타납니다. 순환과 균형이 함께 무너졌을 때는 전신이 붓고 무거운 느낌이 강해지는데, 상체 비만이 겹치다 보니 불면과 감정 기복 역시 심해집니다. 마지막으로 몸 에너지의 세 축이 모두 붕괴되었을 때는 소화 기능이 약해지면서 전신에 부종이 나타나고, 불면 증상에 폭식까지 겹치는 가장 심각한 상태를 보입니다.

이처럼 혼합형에서는 한 가지 증상과 유형만 보아서는 해결책이 보이지 않습니다. 내 몸에서 어떤 축이 먼저 무너졌는지, 어디가 가장 크게 신호를 보내는지를 유심히 살펴야 합니다.

지금까지 우리는 내 몸에서 보내는 신호를 유형별로 살펴보았습니다. 그리고 이 세 가지가 섞여서 나타나는 혼합형까지 확인했습니다. 그렇다면 이제는 나의 타입을 알게 된 것에서 멈추지 말고 '몸 에너지를 어떻게 회복할 것인가'에 초점을 맞추어야 합니다.

3장에서 내 몸이 보내는 신호를 읽어냈다면, 다음 4장에서는 그 신호를 따라 일상생활에 적용할 수 있는 실제적인 길(Solution)을 제시합니다. 지도 위에서 나의 현재 위치를 확인했으니 이제는 올바른 목적지를 설정하고 건강한 흐름을 따라 나아갈 차례입니다.

몸 에너지 다이어트 성공 사례 ④

“적게 먹어도 살은 찌고, 밤에는 잠이 안 와요.”

- 에너지 생성 + 균형 문제형

40대 후반 여성 최 모 씨는 늘 피곤에 시달렸습니다. 아침을 거르면 속이 불편했고, 점심을 먹으면 바로 졸음이 몰려왔습니다. 저녁은 적게 먹었지만 밤이 되면 얼굴이 달아오르고, 새벽까지 잠이 오지 않아 어쩔 수 없이 간식을 찾곤 했습니다. 체중은 점점 늘고, 특히 복부 비만이 두드러졌습니다.

몸 에너지 진단 결과, 최 씨는 에너지 생성 기능 저하와 균형 기능 불안정이 동시에 나타났습니다. 즉, 낮에는 기운이 없고 밤에는 기운이 치솟는 생성·균형 복합형이었습니다.

이후 최 씨는 다음과 같은 생활법을 실천했습니다.

① 따뜻한 음식, 소량 다회 식사: 냉장 과일과 찬 음식을 끊고 죽과 국물 위주의 따뜻한 식사로 전환. 세끼 식사에 더해 1~2회 소량 간식 섭취.

② 저녁 루틴 교정: 저녁 이후 간식 금지, 따뜻한 차(대추차, 국화차 등)로 야식 욕구 조절.

③ 하체 근력 강화 운동: 출근 전 20분간 스쾃과 런지, 저녁 운동은 중단.

④ 수면 관리: 밤 11시 전 취침, 자기 전 복부 찜질과 10분 명상.

3개월 뒤, 최 씨는 체중이 5kg 감소되면서 근육량은 2kg이 늘었으며, 무엇보다 밤에 일찍 숙면을 취하면서 야식을 먹는 습관이 거의 사라졌습니다. 아침에 상쾌하게 일어나니 업무 효율도 좋아졌습니다. "몸이 따뜻해지면서 생기가 돌아왔다"라는 것이 본인의 소감이었습니다.

이 사례는 소화력이 떨어져 낮에는 기운이 없고, 밤에는 상열감으로 불면과 야식 섭취가 반복되는 패턴입니다. 이때는 비위를 보호하고 음양의 균형을 맞추는 생활법을 실천함으로써 체중과 수면, 전반적 활력까지 회복해 주는 것이 좋습니다.

몸 에너지 다이어트 성공 사례 ⑤

“하루 종일 몸이 붓고, 밤에는 열이 올라 잠을 못 잡니다.”

– 에너지 순환 + 균형 문제형

50대 여성 박 모 씨는 다이어트를 수차례 시도했지만 번번이 실패했습니다. 물만 마셔도 손발이 붓고, 저녁이 되면 얼굴은 화끈거리는데 하체는 늘 무겁고 차가운 기운이 돌았습니다(상열하한). 밤에는 열감 때문에 깊은 잠에 들지 못했고, 새벽에 깨서 공복감으로 인해 과자를 먹는 일이 잦았습니다. 체중은 해마다 늘어 결국 고혈압 약까지 복용하게 되었습니다.

박 씨의 몸 에너지는 순환 기능 저하와 균형 기능 불안정이 겹쳐 있는 유형으로 나타났습니다. 전신의 순환이 막혀 체액이 정체되면서 부종과 전신 비만이 나타났고, 상열하한으로 에너지가 균형 있게 잡히지 않았습니다.

이후 박 씨는 다음과 같은 생활법을 실천했습니다.

① **식사 관리:** ‘한 접시 식사법’을 적용해 과식을 막고, 늦은 저녁 식사와 야식을 끊음.

② 유산소와 하체 근력 운동 병행: 오전에는 빠른 걷기 30분으로 땀을 내 순환 촉진. 저녁에는 가벼운 하체 근력 운동(스쿼트, 브리지 등).

③ 수면 관리: 밤 11시 이전 취침, 스마트폰 사용 제한. 취침 전 족욕으로 상열하한을 완화.

④ 체액 순환 보조: 짠 음식과 단 음식을 줄이고, 해조류와 생선을 자주 섭취해 음(陰)을 보충.

4개월 후, 박 씨는 체지방이 9kg 감소했고, 특히 복부와 하체의 부종이 뚜렷하게 줄었습니다. 혈압이 정상 범위에 가까워졌고, 불면도 크게 개선되었습니다. "아침에 일어났을 때 발목이 부어 있지 않고 신발이 헐렁해진 게 가장 기쁘다"라고 소감을 남겼습니다.

에너지 순환과 균형 문제형은 '부종과 상열하한'이 동시에 나타납니다. 이때는 체액의 흐름을 깨우는 운동과 하체 중심 생활법이 병행되어야만 효과가 납니다. 이 사례는 생활 습관 교정이 어떻게 전신 건강과 체중을 함께 개선하는지 잘 보여줍니다.

몸 에너지 다이어트 성공 사례 ⑥

“먹으면 속이 불편하고, 안 먹어도 몸이 붓습니다.”

- 에너지 생성 + 순환 문제형

50대 초반 여성 한 모 씨는 늘 피로를 달고 살았습니다. 식사를 하면 소화가 잘 되지 않아 속이 더부룩했고, 그렇다고 굶으면 어지럽고 기운이 빠졌습니다. 그런데도 체중은 줄지 않았고, 오히려 저녁이면 다리가 붓고 몸이 무거워져 걷는 것도 힘들었습니다.

한 씨는 에너지 생성 기능 저하와 순환 기능 장애가 함께 나타나는 유형이었습니다. 비위가 약해 먹는 양이 많지 않은데도 음식물이 에너지로 잘 변환되지 못했고, 혈액과 체액의 흐름이 막혀 에너지가 구석구석 골고루 퍼지지 못하고 지방과 부종으로 쌓였습니다. 즉, 소화력이 약하고 부종도 심한 전형적인 생성·순환 복합형이었습니다.

한 씨는 다음과 같은 생활법을 실천했습니다.

① **식사법 교정:** 찬 음식과 밀가루 음식 금지, 따뜻한 죽과 국물 음식 위주 섭

취. 세끼와 1~2회 간식을 소량씩 섭취. 가능한 한 단백질 위주의 식사.

② 운동 습관: 아침에는 가벼운 스트레칭과 요가. 오후에는 식사 후 10분 산책 및 빠른 걷기 30분과 주 2회 수영으로 땀 배출.

③ 체온 및 순환 관리: 자기 전 복부 찜질, 족욕으로 소화기와 하체를 따뜻하게 유지.

3개월 후 한 씨의 체중은 4kg 감소했고, 부족했던 근육량은 2kg이 늘었으며 부기가 빠지면서 다리가 가볍게 느껴졌습니다. 무엇보다 "먹으면 바로 불편해지던 속이 편해지고, 오후 피로가 줄었다"라는 것이 본인이 느끼는 가장 큰 변화였습니다. 혈압과 혈당도 정상 범위로 호전되었습니다.

생성과 순환이 동시에 약한 경우, 소화는 잘 되지 않고 부종이 심한 특징을 보입니다. 이런 유형은 비위를 따뜻하게 보호하면서 동시에 체액의 흐름을 깨우는 식으로 두 기능을 함께 교정해야만 다이어트가 가능해집니다.

몸 에너지 다이어트 성공 사례 ⑦

"다이어트는 늘 실패, 이제는 건강까지 무너집니다."

- 에너지 생성 + 순환 + 균형 전반 문제형

60대 초반 남성 정 모 씨는 평생 여러 번 다이어트를 시도했지만 매번 요요를 겪었습니다. 적게 먹으면 소화불량으로 속이 불편했고, 물만 마셔도 붓고 몸이 무거웠습니다. 밤에는 열감으로 잠을 이루지 못하는가 하면, 새벽마다 간식을 찾는 습관이 생겨 체중은 오히려 늘어만 갔습니다. 결국 고혈압, 당뇨, 고지혈증까지 복합적인 성인병을 진단받았습니다. 몸 에너지 진단 결과, 정 씨는 생성·순환·균형 세 기능이 모두 약화된 전반적인 문제형으로 확인되었습니다.

정 씨는 다음과 같은 생활법을 실천했습니다.

① **식사 관리:** 따뜻하고 소화가 잘 되는 음식(현미죽, 채소국 등) 위주로 소량 다회 섭취. 한 접시 식사법으로 과식 차단. 야식 충동이 들 때는 대추차와 국화차 등 따뜻한 차 섭취.

② 운동 루틴: 오전에는 30분 빠른 걷기, 주 3회 수영으로 전신 순환 촉진. 저녁에는 하체 근력 운동(스쿼트, 런지)과 스트레칭.

③ 수면·생활 관리: 11시 이전 취침, 스마트폰 사용 줄이기. 자기 전 복부 찜질, 족욕으로 하체를 따뜻하게 하고 상열감 완화. 명상 및 호흡 훈련으로 긴장 완화.

6개월 뒤, 정 씨는 체지방 11kg 감량에 성공했습니다. 더 중요한 변화는 혈압과 혈당이 안정되어 약 복용량이 줄었고, 숙면을 취하면서 활력이 돌아왔다는 점입니다. 본인은 "처음으로 체중이 아니라 삶을 바꾸고 있다는 느낌을 받았다"라고 말했습니다.

정 씨의 사례는 세 가지 기능이 모두 무너진 전신 에너지 기능 저하형의 전형입니다. 따라서 세 가지 에너지 흐름을 동시에 회복시키는 생활법을 적용했을 때만 효과가 나타났습니다. 이는 다이어트가 곧 전신 회복이라는 점을 보여주는 대표적인 성공 사례입니다.

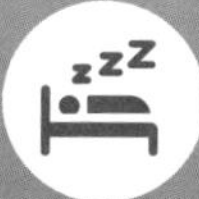

4장

에너지를 회복하면 살은 저절로 빠진다

1장에서 우리는 노비노 건강법의 철학을 확인했습니다. 2장에서는 '다이어트가 실패하는 진짜 이유'를 확인하며 생각을 전환하는 방법에 대해 알아보았습니다. 그것은 의지가 부족하거나 너무 많이 먹어서가 아니라 몸의 에너지 흐름이 무너졌기 때문에 일어나는 일이었습니다. 3장에서는 각자의 몸이 보내는 신호에 따라 우리의 몸을 에너지 생성 저하형, 순환 정체형, 균형 붕괴형으로 나누고, "나는 어떤 타입인가?"를 알아보며 나의 유형 이해라는 토대를 세웠습니다. 4장에서는 이제 그 토대 위에 실천의 길을 놓는 단계입니다.

내가 어떤 유형인지 알았다면 지금부터는 실천이 중요합니다. 내 몸의 유형에 맞추어 생활 속에서 에너지를 회복하는 방법을 선택해야 한다는 뜻입니다. 즉, 병원에서 주사 한 번 맞고 손쉽게 살을 빼고 다시 요요가 찾아오는 삶을 반복하는 것에서 벗어나 먹는 법과 움직이는 법, 자는 법을 바꾸고 새롭게 길을 열어야 합니다. 칼로리를 억지로 줄이지 않아도 몸이 스스로 에너지를 만들고, 순환시키고, 균형을 잡기 시작하면 체지방은 자연스럽게 줄어듭니다.

이번 장에서는 에너지 회복의 세 축을 중심으로 식습관, 운동,

수면 등 구체적인 생활법을 안내합니다. 이 방식을 이해하면 다이어트로 향하는 문이 서서히 열립니다. 살은 결과이고, 과정은 에너지 회복입니다. 각자의 유형에서 어떤 방식으로 에너지를 회복해 나가야 하는지 지금부터 차근차근 알아봅시다.

따뜻한 한 끼가 기초대사를 깨운다

- 에너지 생성 회복 플랜

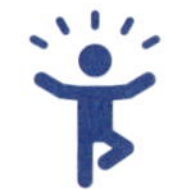

하루의 컨디션을 결정하는 아침 한 끼

요즘에는 많은 사람이 아침을 너무 쉽게 거릅니다. '밥을 먹을 시간이 없어서', '다이어트 때문에'라는 것이 가장 흔한 이유입니다. 그러나 아침은 단순히 하루 세끼 중 한 끼로 치부하기에는 우리 몸의 에너지 흐름에 미치는 영향이 큽니다. 몸의 기초대사 스위치를 켜는 열쇠이기 때문입니다.

아침에 따뜻한 음식을 먹으면 소화기가 깨어나면서 하루 종일 에너지 흐름이 안정됩니다. 반대로 아침 식사를 거르거나 스무디, 선식과 같은 찬 음료로 대체하면 몸은 스스로를 보호하려는 절약 모드에 들어가 지방을 태워서 에너지원으로 쓰기보다 저장하려고 합니다. 결국 "적게 먹었는데도 이상하게 살이 찐다"라는 모순이 여기에서 발생합니다.

비위를 살리는 따뜻한 음식과 소식

소화 기능을 관장하는 비위는 따뜻해야 제 역할을 합니다. 냉장 과일이나 아이스커피, 샐러드처럼 찬 음식을 아침 식사로 먹을 경우, 비위를 차갑게 만들어 에너지 전환 효율을 낮춥니다. 그보다는 죽, 국, 따뜻한 차 등을 먹어 위장을 데워주면 음식이 에너지로 바뀌는 과정을 자연스럽게 돕습니다. 그중에서도 비위를 살리는 가장 자연스러운 식단으로 권하는 것은 한국의 전통식처럼 밥과 국, 발효 반찬으로 구성된 식사입니다.

생성 기능이 약한 사람은 음식을 에너지로 바꾸는 효율이 특히 떨어집니다. 이때 발효식품은 작은 보조 엔진 역할을 합니다. 우리나라의 대표적인 발효식품인 된장, 청국장, 김치 등은 각각 다음과 같은 효능이 있습니다.

먼저 된장은 발효된 콩 단백질이 소화와 흡수를 돕고, 장내 유익균을 활성화합니다. 청국장은 강력한 단백질 분해효소를 지니고 있어 단백질 대사를 원활하게 만듭니다. 마지막으로 김치는 젖산균을 포함하고 있어 위장의 장벽을 튼튼하게 해주고 영양소의 흡수를 높입니다. 다만, 지나치게 짜거나 매운 발효식품은 오히려 비위에 부담을 주니 음식을 만들 때 간이 너무 세지지 않도록 주의하는 것이 중요합니다.

생성 저하형은 소화력이 약하기 때문에 한 번에 많은 음식을 소화하지 못합니다. 따라서 세끼를 모두 배부르게 먹기보다는 적게, 여러 번 먹는 것이 좋습니다. 한 끼 식사에 과식을 하면 위장이 지쳐 소화불량과 심한 피로, 식곤증이 나타납니다. 반면 적게 여러 번 먹을 경우 위장에 부담이 덜하고 에너지를 주기적으로 공급함으로써 오랫동안 포만감을 유지할 수 있습니다.

예를 들어, 아침, 점심, 저녁에 소량씩 식사를 하고 사이사이에 견과류와 따뜻한 차, 과일 등을 간식으로 조금씩 보충하면 비위가 훨씬 편안해집니다.

생성 저하형의 식사 패턴

	아침	점심	저녁
잘못된 습관	아이스 아메리카노 + 빵 한 조각, 혹은 굶기 → 오전 내내 무기력, 점심 폭식	햄버거, 피자 같은 기름진 음식 → 소화 지연, 식곤증	늦은 시간 과식, 술자리 → 수면 질 저하, 복부 지방 축적
회복 습관	따뜻한 국물과 밥, 발효 반찬 한두 가지 → 집중력 유지, 점심 과식 방지	현미밥, 된장국, 채소 위주의 반찬 → 가벼운 포만감, 에너지 안정	저녁은 가볍게, 일찍 섭취 → 위장을 쉬게 하고 수면 질 개선

현대 의학으로 본 생성 회복

생성 저하형이 회복되기 위해서는 단순히 "따뜻한 음식을 먹고 소식을 자주 하라"라는 지침을 넘어서, 몸속에서 실제로 어떤 기능이 보완되어야 하는지를 이해해야 합니다. 생성 기능이 약해졌다는 것은 곧 음식이 에너지로 바뀌는 과정 전체가 둔화되어 있다는 뜻이기 때문입니다.

먼저 핵심은 세포 단위에서 에너지 생산 능력을 회복하는 것입니다. 앞서 말한 것처럼 우리 몸의 에너지는 세포 안에 있는 미토콘드리아라는 기관에서 만들어집니다. 이곳은 섭취한 영양소를 ATP라는 에너지로 전환하는 공장과 같습니다. 그러나 생성 저하형의 경우, 이 미토콘드리아의 활동성이 떨어져 같은 음식을 먹어도 에너지로 전환되는 비율이 낮아지고, 그 결과 쉽게 피곤해지고 기초대사량도 감소하게 됩니다. 이때 몸은 에너지를 아끼기 위해 지방을 태우는 대신 저장하려는 방향으로 작동하게 됩니다.

두 번째로 회복되어야 할 부분은 소화효소와 위장 기능의 활성화입니다. 생성 저하형은 위산과 소화효소가 충분히 분비되지 않아, 음식을 섭취한 뒤에 영양소가 완전히 분해되지 못하고 장에서 오래 머물게 됩니다. 이로 인해 더부룩함, 식후 졸림, 속 답답함이 나타나며, 영양소의 흡수 효율 역시 떨어집니다. 이런 상태에서 많은 음식을 한 번에 섭취하면 위장에 부담이 가중되고 소화 장애가 반복됩니다.

효소는 체온과도 밀접한 관련이 있습니다. 아밀레이스, 리파아제, 프로테아제 등 주요 소화효소들은 37℃ 전후의 따뜻한 온도에서 가장 활발하게 작용합니다. 따라서 차가운 음식을 자주 섭취하면 위장 온도가 낮아져 효소의 활성도가 급격히 떨어지고, 결국 음식물의 분해 및 흡수율이 저하되는 것입니다. 따뜻한 음식을 섭취해 위장 온도를 적절하게 유지하는 것은 효소의 효율을 극대화해 생성 기능을 회복시키는 과학적 기반입니다. 또한 우리 몸의 에너지 공장인 미토콘드리아 역시 온도의 영향을 크게 받습니다. 체온이 낮아지면 미토콘드리아 내의 대사 효소 반응이 급격히 저하되어 에너지 생산 효율이 떨어지게 됩니다. 즉, 따뜻한 음식으로 몸속 온도를 적정하게 유지하는 것은 미토콘드리아가 지치지 않고 에너지를 쉼 없이 만들도록 하는 가장 직접적인 연료 공급인 셈입니다.

세 번째는 호르몬 분비 체계의 정상화입니다. 생성 저하형에서는 갑상선 호르몬의 분비가 부족하거나 인슐린 저항성이 높게 나타나는 경우가 많습니다. 갑상선 호르몬은 신진대사를 촉진하는 중요한 역할을 담당하며, 이 호르몬의 기능이 떨어지면 기초대사량이 감소하고 체온이 낮아지며 피로감이 심해집니다. 동시에 인슐린 저항성이 증가하면 혈당이 쉽게 지방으로 전환되어 체지방 축적이 가속화됩니다.

이러한 상태에서 따뜻한 음식을 먹으면 체온을 올려 효소 반응을 활성화하고 신진대사를 촉진하며, 발효식품은 장내 유익균을 늘려 소화 및 흡수 효율을 개선합니다. 또한 적게, 여러 번 먹는 식사 습관은 혈당의 급격한 변동을 줄이고 인슐린 분비 부담을 줄여 에너지가 안정적으로 생성되도록 돕습니다. 결국 생성 회복이란 음식이 에너지로 바뀌는 환경을 재정비하는 과정이라고 볼 수 있습니다.

생성 회복을 위한 하루 루틴

생성 회복을 위해서는 다음과 같은 루틴을 지키는 것이 중요합니다. 이것을 기본으로 자신의 식사 습관에 따라 조금씩 조율하면서 가장 현실적인 루틴을 만들어봅시다.

아침	따뜻한 국물(미소된장국, 채소죽) + 발효 반찬(김치, 두부조림)
점심	과식 피하기, 잡곡밥 + 달걀찜, 두부조림, 흰 살 생선 + 된장국
간식	견과류 혹은 견과류가 들어간 찰떡. 따뜻한 차나 바나나 같은 간식 소량
저녁	너무 늦은 시간에 먹는 것은 피하고, 가볍게 먹기
수분	찬물 대신 따뜻한 생강차 또는 둥굴레차

이렇게 하면 위장이 편안해지고, 기초대사는 안정적으로 유지됩니다.

이 외에도 몇 가지 팁을 기억하면 생성 저하형의 문제점을 개선한 식단이 완성됩니다. 첫째, 냉장고에서 꺼낸 음식은 바로 먹지 말고 상온에 잠깐 두거나 한 번 데워서 따뜻한 상태로 먹습니다. 둘째, 빵과 면 등 밀가루 위주의 식단은 줄이고 탄수화물을 먹을 때도 곡물 밥 또는 소화가 잘 되는 잡곡밥으로 대체합니다. 셋째, 아침에는 따뜻한 차 한잔을 먼저 마시면서 밤새 멈춰 있던 위장을 깨워줍니다. 넷째, 낮에 군것질이 당길 때는 초콜릿 대신 호두와 아몬드 등 견과류나 견과류가 들어간 찰떡 같은 간식을 소량씩 섭취해 에너지 생성에 도움을 줍니다. 단, 찹쌀은 성질이 따뜻하고 소화가 잘되기 때문에 에너지 생성 저하형에 좋은 곡물입니다만, 떡으로 먹을 때는 소화가 어려울 수 있으므로 잘게 씹어 삼켜야 위에 부담이 줄어듭니다.

생성 저하형의 가장 큰 문제는 계속해서 언급한 바와 같이 비위 기능이 좋지 않다는 것입니다. 위장의 기능을 잘 다스리기만 해도 소화가 원활해지면서 에너지가 고르게 퍼지고 기초대사율이 올라가 살이 찌지 않을 수 있습니다. 이와 같은 점을 명심하면서 다이어트에 집중해 봅시다.

불씨를 살리면 몸이 변합니다

노비노 건강법에서는 "밥을 먹고도 힘이 없다면, 그것은 음식보다는 에너지 생성 기능의 문제"라고 말합니다. 따라서 이럴 때 억지로 식사량을 제한하는 것은 해답이 아닙니다. 그보다는 따뜻한 한 끼로 시작하는 아침, 소화가 잘 되는 발효식품 섭취, 소식 같은 생활 습관을 몸에 익혀야 합니다.

몸의 에너지는 작은 불씨와 같습니다. 불씨를 지켜주지 않으면 금세 꺼지고, 기운이 사라집니다. 지금까지 이야기한 식습관을 몸에 들이는 것은 이 불씨에 새 기름을 붓는 일입니다. 생성 기능이 살아나면 살은 저절로 빠지고, 피로는 줄어들며, 몸은 한결 가벼워집니다. 에너지가 잘 생겨나지 않는 몸의 체질을 받아들이고 몸을 따뜻하게 데워주어 자연스러운 흐름을 만들어줍시다. 그것이 기초대사를 깨우는 열쇠입니다.

1/4 소식 + 30분 땀 = 순환 리셋

- 에너지 순환 회복 플랜

막힌 길을 뚫어야 살이 빠집니다

많은 사람이 다이어트에서 가장 중요한 포인트로 '적게 먹고 많이 움직이면 된다'는 것을 꼽습니다. 그러나 순환 정체형의 문제를 갖고 있다면 과도한 절식만으로는 다이어트에서 큰 효과를 보기 어렵습니다. 이런 경우는 살이 찐 이유가 많은 양의 음식을 섭취하는 것과는 무관하게 순환이 막혀서 에너지가 몸의 중간에 쌓여 있는 형태이기 때문에 흐름이 막힌 문제점을 해결하는 것이 중요합니다.

물길이 막히면 강에는 웅덩이가 생기고, 그 웅덩이는 점점 넓어집니다. 몸도 마찬가지입니다. 혈액과 림프가 막혀 흐르지 못하면 수분이 고이고, 부종이 지방으로 굳어지면서 전신 비만으로 이어집니다. 따라서 순환 회복의 핵심은 막힌 길을 뚫고 흐르게 만드는 것입니다.

소식은 흐름을 만드는 기술입니다

순환 정체형 다이어트에서의 핵심은 섭취하는 음식 양을 적절하게 줄이는 것입니다. 많이 먹으면 먹을수록 소화기의 부담이 커지고, 혈액과 림프의 흐름까지 막히기 때문입니다. 그래서 명심해야 할 제1원칙은 바로 '1/4 소식'입니다. 평소 먹는 양에서 25%를 줄여서 섭취하는 것입니다.

살이 찐다는 이유로 무리한 초절식을 하면 기운이 빠지면서 순환이 더 막힙니다. 하지만 1/4 소식은 몸의 부담을 줄이면서 흐름은 가볍게 만들어주는 좋은 절충안입니다. 따라서 평소보다 적게 먹어도 충분히 에너지가 돌 수 있다는 경험을 쌓는 것이 중요합니다.

그렇다면 어떻게 1/4 소식법을 실천할 수 있을까요? 가장 손쉬운 방법은 한 접시 법칙입니다. 밥을 먹을 때 큰 밥상에 각각의 음식을 따로 담아 그릇을 늘어놓으면, 자신도 모르게 이 음식, 저 음식에 손이 가면서 더 많이 먹게 됩니다. 그러나 모든 음식을 한 접시에 담아두면 내가 먹을 양이 한눈에 보여 적정량만 섭취할 수 있습니다.

한 접시 식사에서도 몇 가지 원칙을 지키는 것이 중요합니다. 첫째, 밥과 반찬, 채소를 소량씩 골고루 담습니다. 한 접시에 먹는다고 해서 한 가지 음식만 많이 먹어서는 안 됩니다. 탄수화물과 단백질, 무기질의 영양 균형을 고려해야 합니다.

둘째, 접시에 여백이 남을 정도로 담습니다. 한 접시로 식사를 끝낸다고 해서 꽉 채워 배부르게 먹으면 1/4 소식도 아무 소용이 없습니다. 한 접시 법칙은 소식 습관을 만들기 위함이라는 사실을 명심합시다.

셋째, 덜어온 것은 남기지 않고 모두 먹습니다. 한 접시에 담긴 음식이 나의 정량입니다. 이보다 더 적게 먹으면 포만감이 부족해 간식이나 다른 음식으로 빈속을 채우기 쉽습니다. 접시에 담긴 음식은 천천히 모두 먹는다는 생각으로 식사에만 집중합시다.

이 간단한 규칙을 지키는 것만으로도 1/4 소식은 자연스럽게 정착할 수 있습니다.

순환은 땀으로 리셋됩니다

순환 정체형은 대개 몸이 차갑고, 손발이 잘 붓습니다. 이 상태에서는 체온 관리와 땀을 적당히 배출해 주는 것이 필요합니다. 땀은 체온 조절과 몸속의 노폐물을 배출하는 배수로로서의 역할을 담당합니다.

먼저 땀이 잘 나지 않으면 몸이 답답해지기 쉽습니다. 그래서 매일 30분 이상 가볍게 운동하면서 자연스럽게 땀을 내는 습관을 들이는 것이 필요합니다. 가장 좋은 활동은 유산소 운동입니다. 간단하게 빠른 걷기를 한다면 약간 숨이 찰 정도로 30분 이상을 진행합니다. 수영 역시 전신 근육을 쓰며 순환을 깨우는 운동으로 추천할 만합니다. 자전거나 등산처럼 조금 더 몸을 쓰는 운동은 땀 배출뿐 아니라 혈액과 림프 순환을 활발하게 만들어 몸의 순환을 더욱 촉진합니다. 땀은 혈액의 흐름을 원활하게 만들고, 부종을 줄이며, 몸의 무거움을 덜어줍니다.

다음으로 체온 관리를 위해서는 몸을 따뜻하게 만들어주는 일을 병행하는 것이 좋습니다. 가장 대표적인 활동이 반신욕입니다. 38~40도의 따뜻한 물에 허리 아래만 담가 20분간 땀을 냅니다. 복부나 하체에 온찜질을 해주는 방법도 혈액순환에 효과적입니다.

이런 일들이 번거롭다면 간단하게 따뜻한 차를 한잔 마시는 것도 좋습니다. 특히 녹차와 율무차, 우엉차는 순환을 개선하고 소변 배출을 돕습니다. 체온이 1도만 올라가도 면역력과 대사 효율은 크게 높아집니다. 순환 회복은 결국 따뜻한 몸을 만드는 일입니다.

순환 정체형의 생활 패턴

잘못된 습관	늦은 밤 과식 → 소화 지연, 아침 부종 심화	앉아서 오래 근무, 운동 부족 → 혈액 정체, 다리 부종	찬 음료 과다 → 혈관 수축, 순환 저하
회복 습관	저녁은 가볍게, 일찍 → 기상 후 몸이 가볍고 순환 원활	점심 식사 후 20분 걷기 → 하체 혈액순환 개선, 부종 예방	따뜻한 물 또는 차 → 혈관 이완, 노폐물 배출 촉진

현대 의학으로 본 순환 회복

순환 정체형의 문제는 단순히 '붓는다', '몸이 무겁다'는 느낌을 넘어서 혈관과 림프, 심폐 기능 전반의 저하로 이어지는 구조적 문제입니다. 순환 기능이 막히면 에너지가 잘 생성되더라도 그것이 필요한 곳까지 구석구석 도달하지 못하게 되며, 이로 인해 체지방 연소 효율이 급격히 떨어집니다.

가장 먼저 일어나는 부정적인 변화는 혈액의 점도가 높아지는 것입니다. 혈액이 끈적해지면 혈관 내 흐름이 느려지고, 말초 조직까지 산소와 영양소가 도달하는 속도 역시 줄어듭니다. 이때 세포는 충분한 산소를 공급받지 못해 지방을 에너지로 태우는 산화 과정이 둔화됩니다. 결국 몸은 지방을 사용하기보다 저장하는 방향으로 전환됩니다.

두 번째는 림프 순환의 정체입니다. 림프는 노폐물과 염증 물질을 배출하는 배수관이므로 림프 흐름이 느려지면서 체내 노폐물이 축적되고, 이는 만성피로, 면역력 저하, 반복적인 부종으로 이어집니다. 다리와 복부, 얼굴의 부종은 림프 정체가 나타나는 대표적인 신호입니다.

하체 순환은 중력의 영향을 받으므로 근육의 펌프 작용에 크게 의존합니다. 특히 종아리 근육은 '제2의 심장'이라고 불릴 만큼 수축과 이완을 통해 정맥혈과 림프액을 심장으로 밀어 올리는 핵심 역할을 합니다. 오래 앉아 있거나 서 있게 되면 이 펌프 작용이 약해져 혈액과 림프액이 하체에 머무르면서 만성 부종이 심해집니다. 30분간 땀 흘리기와 같은 규칙적인 움직임은 이 종아리 근육을 활성화시켜 순환 정체를 직접 해소하는 가장 효과적인 방법입니다.

세 번째는 심폐 기능의 약화입니다. 혈액과 림프가 원활히 흐르지 못하면 심장은 더 큰 힘을 가해 혈액을 밀어내게 되며, 이는 장기적으로 심폐 기능에 부담을 가중합니다. 심폐 기능이 약해지면 산소 공급이 줄어들고, 체내 에너지 대사는 비효율적인 상태로 굳어집니다.

이러한 순환 문제를 회복시키는 가장 직접적인 방법은 '흐르게 만드는 습관'을 일상에 들이는 것입니다. 땀을 내는 유산소 운동은 정체된 혈액을 움직이게 하고, 림프 흐름을 촉진해 노폐물 배출을 돕습니다. 체온을 올리는 생활 습관은 혈관을 확장시켜 혈류 속도를 높여주고, 결과적으로 조직의 산소 공급을 개선합니다.

또한 식사량을 시각적으로 제한하는 소식 습관은 체내 지방 축적을 줄이는 동시에 혈당과 혈액 점도를 안정적으로 유지하는 데 기여합니다.

결국 순환 회복이란 막힌 길을 열어 몸 안의 에너지가 자연스럽게 흐르도록 만드는 과정입니다. 순환 기능이 회복되면 몸은 가벼워지고 부종이 줄어들며, 체지방은 더 이상 쌓이지 않고 서서히 연소되기 시작합니다.

순환 회복을 위한 하루 루틴

순환 회복을 위해서는 다음과 같은 루틴을 지키는 것이 중요합니다. 이것을 기본으로 자신의 생활 습관에 맞게 조금씩 조율하면서 가장 현실적인 루틴을 만들어봅시다.

아침	미지근한 물 한 잔으로 혈액 깨우기
점심	한 접시 법칙으로 채소와 단백질 위주의 소식, 식사 후 20분 걷기
간식	간식은 되도록 피하지만 먹는다면 따뜻한 차와 견과류 10개 내외
저녁	기름진 음식은 피하고 가볍게 일찍 먹기
운동	매일 30분 이상 빠른 걷기 또는 수영과 같은 유산소 운동
저녁 루틴	반신욕 또는 찜질로 체온 올리고 숙면 준비

흐르는 몸이 건강한 몸입니다

노비노 건강법에서 에너지 순환 정체형은 이렇게 설명됩니다. "길을 뚫고 흐르게 하면 살은 저절로 빠집니다." 즉, 핵심은 억지로 식사량을 줄이는 다이어트가 아니라 몸 에너지 흐름을 다시 열어주는 생활법입니다.

순환은 모든 생명체의 근본입니다. 피와 림프가 흐르고, 에너지가 돌아야 몸이 가벼워집니다. 순환이 막히면 살은 전신에 골고루 붙고, 피로는 무겁게 쌓입니다. 그러나 한 접시로 이루어진 소식, 하루 30분의 땀, 저녁의 따뜻한 반신욕은 막힌 길을 뚫어줍니다. 길이 열리면 살은 자연히 빠지고, 몸은 다시 흐르는 강물처럼 가벼워집니다.

호르몬이 다이어트를 지휘한다

- 에너지 균형 회복 플랜

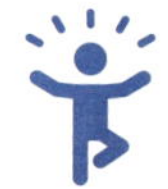

다이어트의 숨은 지휘자, 호르몬

다이어트 성공 여부를 가르는 핵심 포인트에는 식습관과 운동 이외에도 사람들이 잘 생각하지 못하는 '이것'이 있습니다. 눈에 보이지는 않지만, 잘 관리하기만 해도 살이 저절로 빠지는 일등공신인 이것, 바로 '호르몬'입니다.

밤마다 야식이 당기고, 불면증이 심해지고, 체중이 줄지 않는 이유는 호르몬의 지휘 체계가 무너졌기 때문일 수 있습니다. 호르몬은 마치 오케스트라의 지휘자처럼 언제 에너지를 쓰고 저장할지, 언제 배고픔을 느끼고 멈출지를 조율합니다. 따라서 균형 회복의 핵심은 호르몬 리듬을 정상화하는 데 있습니다.

균형 붕괴형의 신호들

균형 기능이 약해진 사람은 다음과 같은 특징을 보입니다. 첫째, 불면증이 심합니다. 밤에 쉽게 잠들지 못할 뿐 아니라 잠에 들더라도 자주 깨며 아침에 개운한 상태로 눈을 뜨기도 어렵습니다. 둘째, 야식 충동이 심합니다. 밤마다 달고 기름진 음식처럼 자극적인 음식을 찾는 일이 많습니다. 셋째, 감정 기복이 심합니다. 특히 짜증, 우울, 불안처럼 부정적인 감정에 휘둘리기 쉽습니다. 넷째, 배, 가슴, 목 주변 등 상체 중심으로 살이 찝니다. 다섯째, 살이 찌기 시작하는 것은 주로 갱년기 이후입니다. 젊었을 때는 수면이나 감정 문제가 나타나지만, 남녀 모두 호르몬 변화가 심해지는 갱년기에는 상체 비만이 뚜렷해집니다.

균형 붕괴형에서 주로 영향을 미치는 호르몬은 여러 가지가 있습니다. 대체로 앞서 이야기한 식욕, 수면, 스트레스 등과 관련된 호르몬들입니다. 이러한 호르몬의 균형이 깨질 때 더 쉽게 살이 찝니다.

먼저 수면이 부족하면 포만감을 느끼게 하는 렙틴은 줄어들고, 식욕을 자극하는 그렐린은 늘어나면서 밤마다 유난히 허기가 심해지고 폭식이나 야식을 찾기 쉬운 몸 상태가 됩니다. 이와 동시에 스트레스 호르몬인 코르티솔은 수면 부족과 불규칙한 생활이 반복되면 생체시계(일주기 리듬)가 흐트러지면서 뇌에서 계속 분비되며 밤을 활동 시간으로 착각합니다. 그 결과 시상하부-부신 축이 계속 자극받으며 코르티솔이 분비되어 몸은 비상 상태에 머무르게 됩니다.

특히 늦은 시간 스마트폰 사용, 강한 조명, 과도한 정신적 긴장은 이러한 스트레스 반응을 더욱 강화합니다. 이 상태가 지속되면 혈당은 쉽게 올라가고 지방을 저장하려는 움직임이 강해지면서 체지방이 특정 부위에 집중적으로 쌓이기 쉬운 환경이 만들어집니다. 동시에 깊은 수면 단계로 진입하지 못해 기본적인 회복 기능이 떨어지면 일상생활이 제대로 돌아가지 못하는 악순환이 반복됩니다.

여기에 더해 갱년기에 접어들면 남성은 테스토스테론, 여성은 에스트로겐이 감소하면서 호르몬 균형이 크게 흔들립니다. 이 변화는 근육량 감소와 체지방 분포의 차이를 가져와, 체형은 더욱 뚜렷하게 달라집니다.

결국 수면 부족과 호르몬 변화는 체지방 축적과 체형 변화의 중요한 배경으로서, 호르몬은 다이어트의 성패를 좌우하는 숨은 지휘자라 할 수 있습니다.

현대 의학으로 본 균형 회복

깨진 호르몬 균형을 회복하는 첫걸음은 저녁을 어떻게 보내느냐에 달려 있습니다. 하루 종일 긴장했던 몸과 마음을 풀어주지 않으면, 밤에도 교감신경이 흥분 상태로 남아 호르몬 리듬이 깨진 상태가 유지됩니다.

이를 위해서는 저녁 식사부터 계획적으로 준비해야 합니다. 너무 많은 양을 먹지 않고 되도록 7시 전에 식사를 마무리해야 합니다. 스마트폰과 텔레비전 등의 강한 빛도 숙면을 방해하는 요인입니다. 전자기기에서 나오는 청색광(블루라이트)은 수면 호르몬인 멜라토닌이 제대로 분비되지 못하게 막습니다. 멜라토닌은 수면 중 체지방을 태우는 대사 과정을 지휘하는 역할을 하므로 밤 늦게까지 스마트폰을 보는 습관은 멜라토닌의 원활한 흐름을 막음으로써 우리 몸이 밤새 지방을 연소할 소중한 기회를 스스로 발로 차버리는 것과 같습니다. 따라서 자기 전에는 스마트폰을 보지 않는 것이 좋습니다. 잠이 잘 오지 않는다면 10분간 심호흡하거나 가벼운 명상을 시도해도 좋습니다. 신경 균형은 이 정도만으로도 금세 회복됩니다. 속을 달래기 위해 따뜻한 차를 마신다면 카페인이 없는 국화차나 산수유차, 캐머마일 등을 추천합니다.

호르몬 균형을 되찾기 위해 잠들기 전 준비 못지않게 중요한 것은 수면의 질과 시간입니다. 노비노 건강법에서는 수면의 골든타임을 밤 10시에서 새벽 5시로 봅니다. 이 시간대에는 성장호르몬과 멜라토닌이 가장 활발히 분비되면서 지방 연소와 세포 회복이 일어나기 때문입니다. 게다가 밤 늦게 자는 습관은 호르몬 리듬을 쉽게 깨뜨리기 때문에 비만을 유발하는 요인이 됩니다.

잠들기 전 밤 10시 전후부터 몸과 마음을 진정시키면서 잠들기 쉬운 몸을 만들어봅시다. 또한 11시 이전에는 반드시 잠드는 습관을 만드는 것이 핵심입니다.

호르몬 균형은 몸의 문제 그 이상으로 마음의 균형과도 깊이 연관됩니다. 스트레스가 심할수록 코르티솔이 만성적으로 상승하고, 이는 곧 복부 지방과 상체 비만으로 이어집니다.

이를 해결하기 위해서는 먼저 규칙적으로 운동을 하는 것이 좋습니다. 부하가 심한 운동보다는 가벼운 걷기, 요가, 명상처럼 몸과 마음을 정돈하는 활동이 스트레스를 줄여주며 숙면에도 도움이 됩니다. 또한 평소에 깊게 복식호흡을 연습하는 것도 교감신경을 가라앉히는 좋은 방법입니다. 스트레스가 너무 심하거나 분노, 짜증과 같은 부정적인 감정이 누적된다면 억지로 누르기보다는 적절히 표현하고 풀어내는 것이 중요합니다.

마음을 다스리는 것이 곧 호르몬을 다스리는 길이라는 사실을 반드시 명심합시다.

균형 붕괴형의 생활 패턴

잘못된 습관	저녁 늦은 시간 과식 + 스마트폰 사용 → 수면 지연, 호르몬 분비 지연	스트레스를 받으면 야식으로 푸는 습관	밤 12시 이후 취침
회복 습관	저녁 일찍, 가볍게 식사 + 빛 차단 → 숙면, 호르몬 리듬 회복	스트레스는 산책이나 명상, 호흡으로 풀기	밤 11시 이전 취침, 수면 골든타임 확보

균형 회복을 위한 하루 루틴

무너진 균형을 회복하기 위해서는 다음과 같은 루틴을 지키는 것이 중요합니다. 이것을 기본으로 자신의 생활 습관에 맞게 조금씩 조율하면서 가장 현실적인 나만의 루틴을 만들어봅시다.

아침	햇볕 쬐기, 가벼운 스트레칭으로 신경 균형 시작
점심	영양 균형 잡힌 식사, 과다한 카페인 피하기
오후	스트레스 쌓일 때 복식호흡과 산책으로 풀기
저녁	식사는 일찍 가볍게 마무리, 명상과 호흡으로 마음 진정
취침	밤 11시 이전, 어두운 방에서 숙면

균형이 곧 건강입니다

야식을 찾고 불면에 시달리는 것은 호르몬이 흐트러졌다는 대표적인 신호입니다. 균형 붕괴형에서는 호르몬이 균형을 찾으면 살은 저절로 빠집니다. 아무것도 바꾸지 않은 채 억지로 야식을 끊으려고 시도하면 스트레스만 쌓일 뿐입니다. 몸의 균형이 깨진 사람이라면, 무엇보다 먼저 호르몬과 수면, 스트레스의 균형을 회복하는 생활법을 몸에 익혀야 합니다.

몸은 본래 낮에는 활동하고, 밤에는 쉬도록 설계되어 있습니다. 이 단순한 진리가 무너지면, 비만은 상체에서부터 나타나기 시작합니다. 특히 갱년기 이후 나타나는 상체 비만은 노화로 인한 자연스러운 현상이라고 치부하고 그대로 방치해서는 안 됩니다. 호르몬 균형이 흔들린 구조적 신호로 보고, 잘못된 습관을 하나씩 고치면서 깊은 잠에 들도록 노력하는 것이 무엇보다 중요합니다.

균형이 곧 건강이고, 건강이 곧 다이어트입니다. 호르몬이 제자리를 찾는 순간, 몸과 마음 그리고 체중은 함께 회복됩니다.

나만의 맞춤형 플랜 만들기

이번 장에서는 지금까지 몸 에너지의 생성과 순환, 균형이라는 몸의 세 축을 어떤 방식으로 생활 속에서 회복할 수 있는지 살펴보았습니다. 이 세 가지 플랜을 자신의 몸에 맞게 재설계하면 힘겹게 억지로 노력하면서 살을 뺄 필요가 없습니다. 오히려 각자의 몸 상태에 따라 몸이 스스로 살을 태울 수 있는 구조로 자연스럽게 찾아가게 됩니다.

다만 명심해야 할 점은 3장에서도 언급한 것처럼 현실에서는 한 가지 유형만 뚜렷하게 나타나는 경우보다 두 가지 이상이 섞여 있는 혼합형이 훨씬 많다는 것입니다. 예를 들어,

소화력이 약해 힘이 없고 마른 복부 비만인 경우(생성 저하형), 몸이 쉽게 붓는 경우(순환 정체형), 불면과 감정 기복(균형 붕괴형) 등이 복합적으로 나타나는 경우입니다.

따라서 중요한 것은 나는 어떤 유형인가와 함께 어떤 조합형인가를 살피고, 그에 맞추어 생활법을 조정하는 것입니다. 한 가지 정해진 틀에만 사람을 끼워 넣는 방식은 옳지 않습니다. 각각의 특성에 따라 생활 플랜을 유연하게 조정하는 건강법을 따라야 합니다.

4장에서 우리는 몸의 에너지를 회복하는 원리를 배웠습니다. 하지만 건강과 다이어트는 아는 것으로만 끝내서는 안 됩니다. 앞으로도 계속해서 지속해 나가야 하는 삶의 습관으로 정착시킬 수 있어야 합니다.

따라서 다음 5장에서는 다음과 같은 질문에 대한 해답을 찾아나갈 것입니다.

- "이 좋은 습관을 어떻게 내 삶 속에 오래 유지할 수 있을까?"
- "작심삼일이 아니라, 평생 다이어트로 만들려면 무엇이 필요할까?"

습관을 만드는 기술, 내 몸에 맞는 루틴을 유지하는 방법,

그리고 노비노 건강법을 생활 속에서 지켜내는 전략을 다루게 됩니다. 이제, 다이어트를 한 번의 시도가 아니라 생활 속에 자연스럽게 정착시켜 평생의 동반자로 살아가는 길로 함께 들어가 보겠습니다.

에너지 유형별 생활법

① 식사 요법 체크포인트

모든 유형 공통: 따뜻한 밥, 적당한 양, 일정한 시간

에너지 유형	피해야 할 식습관	추천 음식	식사 원칙	체크포인트
생성 기능 저하형	• 밀가루, 냉장 과일, 탄산음료 • 차갑고 거친 음식(샐러드, 생채소 과다)	• 따뜻하고 부드러운 음식(죽, 국, 조림) • 흰쌀·찹쌀 위주 곡류 • 두부, 흰 살 생선, 닭고기	• 조금씩 자주 먹기 • 아침은 따뜻한 식사 • 소화 부담 최소화	•식후 복부 팽만, 트림, 묽은 변 여부 기록
순환 기능 장애형	• 짠 음식(찌개 국물, 가공식품) • 기름진 음식(튀김류, 볶음류)	• 국·찌개는 기름 걷어내고 맑게 조리 • 데친 채소(오이, 호박, 무) •보리, 팥, 옥수수 등 곡물	• 한 접시 식사 + 1/4 소식 • 국물보다 건더기 위주 • 외식 시 소스 최소화	• 매끼 "어제보다 덜 짠가?" 체크, 부기 변화 기록
균형 기능 붕괴형	• 매운 음식, 술, 카페인 • 늦은 저녁 식사와 야식	• 맑고 담백한 음식(해조류, 버섯, 두류) • 바다 생선, 돼지고기 • 검은콩·검은깨 • 따뜻한 차(국화차, 대추차, 구기자차)	• 저녁은 취침 3~4시간 전 종료 • 폭식 충동 시 따뜻한 차와 과일 소량으로 대체	• 식사 후 불안·흥분·심박 상승 여부 기록

② 운동 요법 체크포인트

모든 유형 공통: 지속 가능한 루틴, 땀과 피로의 균형, 회복을 고려한 운동

에너지 유형	피해야 할 운동	추천 운동	강도&시간	체크포인트
생성 기능 저하형	• 격한 유산소(마라톤, 격렬한 러닝) • 과도한 발한 운동(사우나식 땀 빼기) • 찬물 수영	• 가벼운 걷기(20~30분) • 요가, 필라테스, 스트레칭 • 가벼운 근력 운동(맨몸 위주)	• **저강도로 짧게, 자주** • 하루 20~30분, 주 5회 이상 • 땀은 약간만	• 운동 후 피로·복부 팽만 여부 기록 • "컨디션이 올라오는가?" 확인
순환 기능 장애형	• 무리한 웨이트 위주 • 장시간 앉아서 하는 운동 • 땀이 거의 나지 않는 운동	• 유산소 중심(스피드 워킹, 러닝, 자전거, 수영, 등산) • 전신 순환을 돕는 인터벌 운동	• **중등도에서 고강도** • 하루 30~40분 이상, 주 5회 • 땀이 확실히 날 정도	• 발목과 종아리 부기 감소 확인 • 운동 후 몸의 가벼움 기록 • 허리둘레와 체중 변화 주간 점검
균형 기능 붕괴형	• 늦은 저녁 격렬한 운동 • 상체 위주 웨이트(벤치프레스 등) • 과도한 카페인 섭취 후 운동	• 하체 근력 운동(스쾃, 런지, 브릿지) • 낮 시간 가벼운 유산소(걷기, 자전거) • 기혈 순환 돕는 기체조·호흡 운동	• **중저강도로 규칙적** • 오전~오후 운동 권장 • 하루 30분, 주 4~5회 • 저녁 격렬 운동 금지	• 수면 질(깊이·각성 횟수) 기록 • 운동 후 열감·심박 반응 체크 • "밤에 더 편안해졌는가?" 확인

③ 수면&감정 관리 체크포인트

모든 유형 공통: 수면 골든타임(22~05시) 확보, 일정한 기상 시간, 취침 전 안정 루틴

에너지 유형	피해야 할 습관	추천 루틴	체크포인트
생성 기능 저하형	• 늦은 밤까지 깨어 있기 • 과도한 낮잠 • 찬 음식 섭취 후 바로 눕기	• 총 8~9시간 숙면 확보 • 수면 골든타임 준수 • 취침 전 따뜻한 차(대추차, 생강차)로 위를 편안히	• 아침 기상 시 개운한가? • 식후 졸음·무기력이 줄었는가? • 밤에 깊이 잤는가?
순환 기능 장애형	• 밤 11시 이후 취침 • 저녁 늦게 폭식 또는 과식 • 늦은 밤 운동 및 활동	• 23시 이전 취침 • 저녁 식사 후 가벼운 산책 • 취침 전 따뜻한 샤워로 혈액순환 촉진	• 아침 부종이 줄었는가? • 밤중 각성이 줄었는가? • 아침 허리둘레와 체중이 안정적인가?
균형 기능 붕괴형	• 늦은 밤 스마트폰, TV 시청 • 카페인 음료 섭취 • 자극적인 맛의 저녁 식사	• 밤 10시 이전 취침, 아침 기상 고정 • 취침 1시간 전 디지털 오프 • 호흡·명상·따뜻한 족욕으로 신경계 안정	• 밤중에 몇 번 깼는가? • 아침 열감과 두통이 줄었는가? • 감정 기복이 완화되었는가?

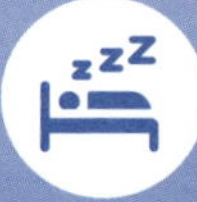

5장

오늘 바로 시작하는 30일 몸 에너지 혁명

지금까지 우리는 다이어트의 본질이 몸 에너지의 흐름이라는 사실을 확인했습니다. 또한 우리 몸의 세 가지 축이 무너질 때, 그것이 어떤 신호와 체형 변화로 나타나는지도 살펴보았습니다. 마지막으로 4장에서는 각 축을 회복하는 구체적인 생활법(따뜻한 한 끼, 1/4 소식과 땀, 저녁 진정 루틴과 수면 골든타임)을 정리했습니다.

그러나 여기서 끝나면 다이어트는 여전히 책 속의 지식으로만 남을 뿐입니다. 진짜 변화는 일상에서 이 실천법을 하나씩 실행하는 순간 시작됩니다. 많은 사람이 다이어트를 작심삼일로 끝냅니다. 그러나 다수의 연구에 따르면, 새로운 습관은 30일 정도 꾸준히 반복해야 몸과 뇌가 진짜 생활 패턴으로 받아들입니다.

따라서 노비노 건강 다이어트는 이 30일을 '몸 에너지 혁명 기간'으로 제안합니다. 식사를 제대로 먹는 법을, 나에게 적합한 운동을 하는 법을, 수면을 최고의 지방 연소기로 바꾸는 법을, 그리고 이 모든 것을 하나로 묶는 하루 루틴을 30일 동안 실천할 수 있도록 단계별로 안내합니다.

무엇보다도 중요한 것은 유형별 맞춤입니다. 앞서 확인했듯, '누구에게나 똑같은 다이어트'는 결국 실패할 수밖에 없습니다.

이제부터 제시할 30일 플랜은 에너지 생성 저하형, 순환 정체형, 균형 붕괴형 등 각각의 유형에 그리고 복합적인 유형에도 탁월한 효과를 보이는 먹고 움직이고 자는 법에 대한 실천 프로그램입니다.

이제 남은 것은 지식을 몸으로 실천하는 30일을 시작하는 일입니다. 첫 번째로 노비노 식사법, 두 번째로 노비노 운동법, 세 번째로 노비노 수면법, 마지막으로 이 모든 것을 하나로 묶는 하루 루틴을 소개합니다. 30일이면 습관은 시스템으로 정착합니다. 그때부터 다이어트는 더 이상 과제가 아니라, 나의 삶 자체가 될 것입니다. 오늘 바로 시작하는 30일 몸 에너지 혁명, 지금 이 장에서 문이 열립니다.

덜 먹기보다 '제대로' 먹기

- ① 식사법

다이어트의 오해, 덜 먹으면 된다?

대부분의 다이어트는 음식을 줄이는 데 초점을 맞춥니다. 하루 세끼를 두 끼로 줄이고, 밥 대신 샐러드로 부족한 양을 채우며, 극단적인 경우 단식을 시도하기도 합니다. 그러나 결과는 뻔합니다. 처음에는 체중이 잘 빠지는 것 같지만 곧 피로와 무기력이 찾아오고 다이어트를 멈추는 순간 요요로 이어집니다.

우리 몸은 항상성이 있습니다. 그러다 보니 덜 먹는 것보다 제대로 먹는 상태에서 건강을 유지하려고 애를 씁니다. 즉, 몸이 에너지를 건강하게 쓰도록 돕는 것이 식사의 본질입니다.

먹는 것은 죄가 아닙니다. 잘못된 방식으로 먹는 것이 문제일 뿐입니다. 따라서 음식의 양을 극단적으로 줄이는 대신 생성 기능을 돕는 음식, 순환 기능을 가볍게 하는 조리법, 균형 기능을 바로잡는 섭취 리듬, 이 세 가지 원리에 맞게 흐름을 살리는 식사를 지향해야 합니다.

에너지 유형별 필수 식재료

① 생성 저하형 (마른 복부 비만)

생성 저하형의 문제는 비위가 약해 소화력과 흡수가 떨어진다는 점입니다. 따라서 따뜻하고 소화가 잘 되는 음식 위주로 섭취하는 것이 좋습니다. 대표적인 식품으로는 곡류 중에서 현미·조·보리, 단호박, 고구마, 생강, 대추, 닭고기, 흰살생선 그리고 미소된장, 요구르트, 김치 등과 같은 발효식품 등이 있습니다. 반면 피해야 할 음식은 밀가루, 냉장 과일, 찬 음료, 탄산음료와 튀김 등의 기름진 음식입니다.

② 순환 정체형(전신 비만)

순환 정체형의 문제는 혈액과 림프 순환이 막혀 전신에 지방이 붙는다는 것입니다. 따라서 과식은 줄이고, 염분과 당분을 적게 섭취해 부기를 완화해야 합니다. 부기를 줄여주는 대표적인 식품으로는 오이, 연근, 미나리, 콩류, 두부, 녹두, 녹차, 우엉차, 옥수수수염차 등이 있습니다. 반면 피해야 할 음식은 과염식(짠 음식), 가공식품, 단 음료, 고열량 음식 등이 있으며 간식은 무엇이든 특히 조심해야 합니다.

③ 균형 붕괴형(상체 비만, 특히 갱년기 이후)

균형 붕괴형의 문제는 호르몬과 수면 리듬이 불안정하고 스트레스가 너무 많다는 것입니다. 따라서 음을 보충하고, 신경 안정을 돕는 음식 위주로 섭취해야 합니다. 대표적인 음식으로는 검은콩, 검은깨, 돼지고기, 굴, 해삼, 다시마·미역·톳 같은 해조류, 바나나, 시금치, 토마토, 견과류, 허브티(캐머마일, 국화차) 등이 있습니다. 반면 피해야 할 음식은 커피·홍차 같은 카페인 음료, 매운 향신료 등이 있으며, 야식은 무조건 조심해야 합니다.

에너지 유형별 식사 구성 비율 및 섭취 순서

에너지 생성 저하형	에너지 순환 정체형	에너지 균형 붕괴형
탄수화물 50%, 단백질 30%, 익힌 채소 20%	채소 50%, 단백질 40%, 탄수화물 10%	채소 50%, 단백질 40%, 탄수화물 10%
단백질 → 탄수화물 → 채소	채소 → 단백질 → 탄수화물	채소 → 단백질 → 탄수화물

에너지 유형별 음식 조리법

① 에너지 생성 기능이 약한 경우(비위 중심 문제)

에너지 생성 기능이 약하면 소화 능력과 흡수력이 떨어져 잘 체하거나 쉽게 피로해지며 수족 냉증이 동반되는 경우도 있다고 이야기했습니다. 이때는 소화에 부담을 주는 기름진 음식과 찬 음식을 피해야 합니다. 음식은 부드럽고 따뜻한 방식으로 조리해 위를 편안하게 하고 생강이나 파처럼 열이 많은 향신 채소를 더해 소화력을 보강해 줍니다.

볶음 대신 찜이나 조림 방식을 쓰면 기름기가 적어져 소화에 부담이 줄어듭니다. 흰쌀밥보다는 잡곡밥을 먹되 기장, 조, 찹쌀처럼 소화가 잘 되는 잡곡을 섞어 위에 부담을 줄여주는 것이 필요합니다. 요리할 때 채소를 잘게 썰어 데치면 소화 및 흡수에 도움이 됩니다. 국을 끓일 때는 기름만 걷어 내도 소화 부담을 크게 줄일 수 있습니다.

지방을 소화하기 위해서는 담즙과 췌장 효소가 활발하게 분비되어야 합니다. 튀김이나 볶음처럼 기름기가 많은 음식을 섭취할 경우, 소화기관에 더 큰 부담을 주기 때문에 이미 약해진 비위 기능을 과도하게 자극하고 식사 후 피로도를 높일 수 있습니다. 찜이나 조림 방식은 소화기관의 부담을 최소화하면서도 영양소를 효과적으로 흡수할 수 있게 돕는 조리법이므로 적극적으로 활용하는 것이 좋습니다.

② 에너지 순환 기능이 약한 경우(심폐 중심 문제)

에너지 순환 기능이 약하면 소화력은 정상이지만 부종과 함께 몸이 무거운 증상이 함께 나타난다고 이야기했습니다. 이 경우는 무엇보다 체지방의 과잉 축적이 문제가 되기 때문에 기름기가 많은 음식을 피하고 수분 배출을 돕는 재료를 활용하는 것이 핵심입니다. 즉, 칼로리와 염분을 줄여 체액 대사와 혈액순환을 개선하기 위한 재료를 사용하는 것이 필요합니다.

조리 방법에 있어서도 체지방을 줄이기 위해서는 기본적

으로 기름기를 적게 쓰는 찜이나 조림 방식을 사용해 체액이 원활하게 흐르도록 만들고 에너지 순환에 대한 부담을 줄여야 합니다. 또한 밥은 소식을 위해 현미, 귀리, 보리 등 섬유질이 풍부한 잡곡을 골고루 섞어 조금만 먹어도 포만감을 유지하도록 구성하는 것이 좋습니다. 채소는 잘게 썰 필요는 없지만 오이, 애호박, 무 등 이뇨 작용과 순환에 도움이 되는 재료를 사용하는 것을 추천합니다. 또한 나트륨 양을 줄여 부종을 예방하고, 부족한 맛은 허브나 마늘로 보완합니다.

나트륨은 체내 수분 조절에 관여하므로 과도한 나트륨 섭취는 세포 외액의 삼투압을 높여 혈액량을 증가시키고 신장에 부담을 주어 부종을 유발합니다. 특히 순환 정체형은 이미 체액 대사가 원활하지 않으므로, 염분을 줄이는 것은 체액의 과잉 정체를 막고 혈액의 끈적임을 줄여 즉각적으로 순환을 개선해 줍니다. 세계보건기구(WHO)에서는 나트륨의 하루 권장 섭취량을 2,000mg 이하로 권고하고 있습니다.

③ 에너지 균형 기능 약한 경우(간·신 중심 문제)

에너지 균형 기능이 약하면 상체에 열이 몰리고 하체는 냉한 상열하한이 나타납니다. 이는 감정 조절과 스트레스에 큰 영향을 끼칩니다. 이때는 상체의 열을 자극하는 맵고 짠 자극적인 음식보다는 맑고 담백한 조리법으로 음양의 균형을 유지해야 합니다. 음기를 보충하는 해조류와 버섯, 콩류를 활용하면 좋습니다.

과도한 열을 발생시키는 기름진 음식보다는 담백하게 요리하는 조리법을 택하고, 밥을 지을 때는 검정콩과 해조류, 들깨 등 음의 기운을 보충하는 재료를 섞어줍니다. 또한 이 경우에는 향신채를 쓸 때도 상체에 열을 올리는 파, 마늘보다는 은은한 향을 내는 허브를 넣는 것을 추천하며 기본적으로 자극적이고 마른 반찬보다는 맑은 버섯국, 미역국, 매생이국 등 음을 보강하는 국물류를 권장합니다. 하지만 국 종류의 음식은 자칫 하면 일일 염분 섭취량을 초과해 섭취할 수 있기 때문에 국물을 너무 많이 마시지 않도록 주의가 필요합니다.

캡사이신처럼 극도로 매운 성분은 일시적으로 교감신경을 자극하여 심박수를 높이고, 상체에 열감을 유발할 수 있습니다. 균형 붕괴형은 이미 자율신경이 과흥분 상태에 있는 경우가 많으므로, 자극적인 음식을 먹으면 밤에도 각성 상태가 심해지고 호르몬 균형도 쉽게 깨집니다. 따라서 담백하고 맑은 조리법으로 신경계를 진정시키는 것이 수면과 체형 안정에 필수적입니다.

지금까지의 내용을 바탕으로 세 가지 유형의 조리법에 대한 핵심을 표로 정리하면 다음과 같습니다.

에너지 유형에 따른 맞춤 식습관

구분	생성 부족형(비위)	순환 장애형(심폐)	균형 장애형(간·신)
조리 핵심	소화 잘 되고 따뜻하게	염분과 기름기 줄여 순환 개선	상열하한 교정, 음 보충
밥	소화 흡수가 잘 되는 기장, 조, 찹쌀을 섞은 잡곡밥	섬유질로 포만감을 주기 위해 현미, 보리, 귀리로 만든 잡곡밥	음의 기운을 보강하는 검정콩과 해조류를 섞은 잡곡밥
채소	소화 잘 되도록 잘게 썰고 데치기	오이, 호박, 무 등 순환 돕는 채소	버섯과 해조류 등 음기 보강 채소
국물	된장국, 배추김칫국	기름기 없는 저칼로리 재료를 사용한 국	해조류 및 버섯국 등 맑은 국
향신	파, 마늘, 생강 같은 향신채 적극 활용	마늘과 허브로 풍미, 염분 줄임	향신채 과다 사용 금물, 은은한 허브 사용

식사의 리듬과 일상에서의 식사 팁

물론 이외에도 모든 유형에서 공통적으로 몸의 에너지 생성과 흐름을 원활하게 하는 식사 팁도 있습니다. 규칙적이고 건강한 식사는 몸에 안정감을 주며 호르몬과 대사 흐름을 지켜줍니다.

아침에는 되도록 따뜻한 음식을 먹는 것이 좋습니다. 발효식품을 반찬으로 곁들여 밥과 함께 간단히 섭취하고 밤새 건조해진 몸에 수분을 보충해 줍니다. 점심은 든든히 먹되 과식은 피해야 합니다. 단백질과 채소는 반드시 챙기도록 합시다. 저녁은 이른 시간에 가볍게 먹어 밤에는 위장을 쉬게 해줘야 합니다. 간식을 먹는다면 기름지고 칼로리가 높은 과자류보다는 견과류나 따뜻한 차처럼 몸에 부담을 주지 않는 식품이 좋습니다.

그 외에도 몇 가지 식사 팁을 기억하면 전반적인 식사의 질이 올라갑니다. 먼저 식사량을 줄이기 위해서 작은 그릇을 사용합니다. 식사량을 정해서 먹으면 소화가 편해지고 잉여 에너지가 남지 않습니다. 또한 식사 전에 따뜻한 차를 마시면 소화기를 준비시키고 과식을 방지할 수 있습니다. 저녁 식사는 잠들기 최소 3시간 전에는 마무리합니다. 그러면 수면의 질이 높아지고 체지방이 축적되는 것도 막을 수 있습니다. 주말은 '가벼운 날'로 지정해 채소와 곡물 위주로 식단을 짜서 위장에 휴식을 줍니다. 마지막으로 식사를 하면서 스마트폰이나 텔레비전을 보는 것은 금물입니다. 음식에 집중해 식사를 즐기다 보면 적게 먹어도 식사에 대한 만족감이 올라갑니다.

식욕은 피해야 할 위험이 아닙니다. 그보다는 신이 인간에게 준 선물이며 인간은 식욕을 바탕으로 먹어야만 살아갈 수 있습니다. 따라서 식사를 적으로 돌리는 다이어트 방식은 몸에 무리를 주고 괴로움만 안깁니다. 이제 식사를 다이어트의 적이 아니라 회복의 열쇠라고 인식합시다. 덜 먹기보다는 제대로 먹는 것으로 식사의 밸런스를 맞추면 우리 몸은 자연스럽게 살이 빠지는 체질이 될 것입니다.

모두에게 같은 운동은 없다

– ② 운동법

왜 똑같이 운동해도 효과가 다를까?

헬스장에 가보면 모두가 똑같은 방식으로 운동하고 있습니다. 처음에는 기구나 도구를 사용해 근력 운동을 하고, 그 다음에는 러닝머신을 달리면서 유산소 운동을 하는 패턴이 가장 일반적입니다. 하지만 같은 시간, 같은 방식으로 운동해도 결과는 제각각으로 나타납니다. 누구는 살이 쭉쭉 빠지는데, 또 다른 사람은 오히려 피로만 쌓입니다. 이것 역시 사람마다 몸의 에너지 축이 다르기 때문에 나타나는 현상입니다. 자신에게 맞는 축에 따라 운동 방법에도 변화를 주지 않으면 효과적으로 살을 뺄 수 없습니다. 많은 양의 운동을 하는 것은 중요하지 않습니다. 나에게 맞는 운동을 하는 것이 다이어트의 포인트입니다.

운동은 칼로리를 태우는 목적만 있는 것이 아닙니다. 생성 저하형에게는 에너지 불씨를 살리기 위한 가벼운 운동이나 산책이 좋습니다. 반면 순환 정체형에게는 막힌 길을 뚫는 유산소 운동이 효과적입니다. 마지막으로 균형 붕괴형이라면 상열하한을 바로잡는 하체 중심의 운동이 필요합니다.

운동은 몸의 에너지 문제를 해결하는 생활법이지, 의지만으로 버티는 고행이 아니라는 사실을 명심해야 합니다. 지금부터는 각각의 유형에 맞는 운동법을 하나씩 살펴보도록 하겠습니다.

생성 저하형 - 가벼운 운동으로 불씨를 살려라

생성 저하형은 쉽게 피로해지고, 조금만 움직여도 기운이 빠질 수 있습니다. 이런 경우 격렬한 유산소 운동을 하다 보면 몸에 오히려 더 큰 부담을 가져옵니다.

생성 저하형에게 가장 권장되는 운동은 가벼운 근력 운동이나 요가와 필라테스 같은 정적인 운동, 혹은 가벼운 걷기입니다. 과도하게 땀을 배출하는 활동은 지양하고, 무거운 무게를 드는 웨이트와 찬물 수영은 피해야 합니다. 이때 또 한 가지 주의할 점은 운동 중이나 후에 바로 찬물을 마시는 습관입니다. 생성 저하형에게 찬물은 겨우 살려놓은 소화기의 불씨를 꺼뜨리는 것과 같습니다. 운동 전후에는 반드시 미지근한 물을 섭취해 몸의 온기를 유지하는 것이 좋습니다. 운동 루틴은 다음과 같이 짜는 것을 추천합니다.

- **아침**: 10분 스트레칭 + 맨몸 스쾃 10회.
- **점심**: 식사 후 15분 가벼운 산책.
- **저녁**: 요가 20분, 가벼운 아령 운동.

생성 저하형에게 운동의 목적은 체력을 소모하는 것이 아니라 기초대사량의 불씨를 살리는 것입니다.

순환 정체형 - 유산소 운동으로 길을 뚫어라

순환 정체형은 "물만 마셔도 붓는다"라는 말을 자주 합니다. 이들은 늘 몸이 무겁게 느껴지고, 온몸에 고르게 살이 붙습니다. 이때는 지방을 태우는 강력한 유산소 운동이 필요합니다.

순환 정체형에게 가장 권장하는 운동 방식은 빠른 걷기 혹은 러닝, 자전거, 수영, 등산처럼 체력을 많이 소모하는 유산소 운동입니다. 중강도 이상의 유산소 운동은 혈관 내피세포에 '전단응력(Shear Stress)'을 가하여 혈관 확장에 도움을 주는 산화질소(Nitric Oxide) 분비를 촉진합니다. 전단응력이란 물체 내에서 평행하게 가해지는 힘이 서로 반대 방향으로 어긋나게 작용하는 것을 의미합니다. 이는 혈액 흐름과 말초혈관의 순환을 활성화함으로써 부종 및 전신 비만을 해소하는 데 직접적인 영향을 미칩니다.

체온을 관리하기 위해 반신욕이나 사우나로 땀을 내는 것도 순환 회복을 원활하게 하는 데 효과적입니다. 또한 순환 정체형은 운동 시 체온을 높게 유지해야 합니다. 따라서 바람이 잘 통하는 얇은 운동복보다는 땀복을 착용하거나 보온에 신경을 써서 몸을 따뜻하게 만든 상태로 운동하는 것이 좋습니다. 체온이 상승해야 혈관이 확장되고 노폐물이 원활하게 배출되기 때문입니다. 운동 루틴은 다음과 같이 짜는 것이 좋습니다.

- **아침**: 빠른 걷기, 러닝, 자전거, 수영.
- **점심**: 식사 후 20분간 가볍게 계단 오르기.
- **저녁**: 수영 40분 또는 자전거 타기.

순환 정체형에서 가장 중요한 목표는 하루 최소 30분 이상 땀을 내는 것입니다. "흘린 땀만큼 길이 열린다"라는 말을 꼭 명심합시다.

균형 붕괴형 - 하체 운동으로 리듬을 잡아라

균형 붕괴형은 불면증이 심하고, 야식에 대한 충동성이 강하며, 감정 기복 역시 심합니다. 이들은 상열하한의 특징을 가지고 있으므로 상체의 열을 내리고 하체를 단련하는 운동을 해주는 것이 필요합니다.

균형 붕괴형에게 가장 권장되는 운동 방식은 스쾃, 런지와 같은 하체 근력 운동입니다. 특히 아침이나 낮 시간대에 운동하는 것이 효과적이며 늦은 저녁에 격렬한 운동을 하는 것은 피해야 합니다. 상체 위주의 웨이트 역시 금물입니다. 운동 루틴은 다음과 같이 짜는 것이 좋습니다.

- **아침**: 스쾃 15회 × 3세트.
- **점심**: 식사 후 20분 걷기.
- **저녁**: 가벼운 스트레칭, 요가.

하체 운동은 상체와 하체의 불균형을 바로잡아, 신경과 호르몬이 안정되는 데 큰 도움을 줍니다.

운동 루틴은 꾸준함이 핵심이다

어떤 운동이든 하루에 몰아서 하는 것은 아예 하지 않는 것보다는 낫지만 효과가 떨어집니다. 조금씩이라도 매일 규칙적으로 이어가는 것이 가장 바람직합니다. 주말에 한 시간씩 한꺼번에 하기보다는 매일 10분씩이라도 꾸준히 운동하는 습관을 들여봅시다. 운동하는 데 시간을 내기가 어렵다면 일상생활에서 움직임을 늘리는 것도 좋습니다. 퇴근길에 한 정거장을 먼저 내려 집까지 걸어가거나 엘리베이터를 이용하지 않고 계단으로 올라가는 것도 이런 운동 습관을 일상으로 가져오는 데 큰 도움이 됩니다.

무엇보다 운동은 억지로 해서는 안 됩니다. 즐거운 마음으로 기꺼이 운동을 즐길 때 내 몸에 가장 긍정적인 영향을 불러일으킵니다. 내 몸이 좋아하는 방식의 운동이 무엇인지 찾아가면서 삶의 일부로 만들려는 의지가 필요합니다.

모두가 알다시피 다이어트에서 운동은 식단과 더불어 피할 수 없는 중요한 열쇠입니다. 식단만으로는 효과적으로 살을 빼기가 어렵습니다. 하지만 그보다 더 명심해야 할 것은 내 몸이 살을 빼기에 가장 최적화된 상태를 만드는 것입니다. 그러려면 무조건 똑같은 운동을 따라 해서는 안 됩니다.

내 몸의 에너지 유형에 맞게 운동을 지속할 때, 운동은 더 이상 고통이 아니라 즐거움이 됩니다. 그 결과, 피로 대신 활력이 쌓이고, 살은 자연스럽게 줄어듭니다.

유형별 운동법

유형	운동 목표	추천 운동	피해야 할 운동
생성 저하형	불씨 살리기	가벼운 산책, 요가, 스트레칭	고강도 웨이트, 찬물 수영
순환 정체형	막힌 길 뚫기	빠른 걷기, 러닝, 수영, 반신욕	정적인 스트레칭
균형 붕괴형	리듬 바로잡기	스쾃, 런지 (하체 중심)	늦은 밤 격렬한 운동, 상체 위주 웨이트

잠이 최고의 지방 연소기다
- ③ 수면법

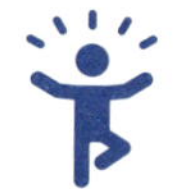

왜 잠을 자도 살이 안 빠질까?

제대로 잠을 자는 것도 다이어트에서 중요한 키포인트라는 사실을 알고 계셨나요? 잘 때 발생하는 에너지 소모는 우리가 생각하는 것 이상으로 많습니다. 일반적인 성인은 1시간 수면에 50~70kcal, 8시간을 수면한다면 무려 400~560kcal를 소모할 수 있습니다. 하지만 충분히 자는데도 늘 피곤하고 살은 빠지지 않는 사람이 여전히 많습니다. 해답은 바로 '자는 시간'과 '잠의 질'에 있습니다.

밤 늦게 자고 아침 늦게 일어나거나, 얕은 잠만 반복하면 지방은 타지 않고 쌓이게 됩니다. 반대로 골든타임(밤 10시~새벽 5시)에 깊게 자면, 지방은 연소되고 세포 역시 활력을 되찾습니다. 수면이 평범한 휴식 시간이 아니라 가장 강력한 다이어트 장치인 이유입니다.

수면 중에는 깨어 있을 때보다 많은 변화가 일어납니다. 가장 대표적인 특징은 성장호르몬입니다. 성장호르몬은 어릴 때만 분비되는 게 아닙니다. 성인이 되어서도 끊임없이 나오고 우리 몸에 중요하게 작용하며 특히 밤 10시에서 2시 사이에 가장 왕성하게 분비되어 지방을 분해하고 근육을 재생하는 데 도움을 줍니다. 깊은 수면에 영향을 미치는 것으로 잘 알려진 멜라토닌 역시 마찬가지입니다. 멜라토닌은 수면 리듬을 조율하며 항산화 작용과 면역력 강화에 효과적입니다.

앞서 말한 것처럼 식욕과 관련된 호르몬도 신경 써야 합니다. 숙면할 때는 식욕 억제 호르몬인 렙틴은 증가하고 식욕 촉진 호르몬인 그렐린은 감소합니다. 스트레스 호르몬인 코르티솔 역시 수치가 안정되면 복부 비만을 방지하는 효과가 있습니다.

이처럼 수면은 호르몬 공장이 정상적으로 가동되는 시간입니다. 그래서 잠은 '최고의 지방 연소기'인 셈입니다.

다이어트 하루 숙면 루틴

밤에 다이어트를 방해하는 가장 나쁜 습관은 야식입니다. 늦은 시간에 느끼는 배고픔은 대체로 호르몬 리듬이 깨진 신호입니다. 이럴 때는 무언가 먹기보다는 빨리 잠자리에 드는 것이 우리 몸에 더 좋습니다. '야식 대신 수면'이 최고의 다이어트 전략이라는 뜻입니다.

아침과 저녁, 잠들기 전 루틴을 제대로 설정하면 숙면에 드는 일이 한결 수월해집니다. 다음과 같은 내용을 참고해 자신만의 숙면 루틴을 만들어봅시다.

① 아침 깨우기 루틴

- 기상 후 햇볕 10분 쬐기 → 생체리듬 회복.
- 따뜻한 물 한 잔 → 신진대사 시작.
- 가벼운 스트레칭 5분 → 몸의 순환 깨우기.

② 저녁 진정 루틴

- 저녁 식사는 7시 이전에 가볍게 마무리.
- 텔레비전, 스마트폰, 컴퓨터 사용 금지로 청색광(블루라이트) 차단하기.
- 따뜻한 차 마시기(국화차, 대추차, 캐머마일 등).
- 명상과 호흡으로 긴장 완화.

③ 수면 환경 정비 루틴

- 침실은 어둡고 조용하게 유지.
- 실내 온도는 18~20도 설정.
- 침구는 가볍고 통풍이 잘 되는 것으로 선택.

에너지 유형별 수면 전략

① 생성 저하형

생성 저하형은 에너지가 적어 피로를 느껴도 잠이 깊게 들지 않고 자주 깨는 경향이 있습니다. 이들은 저녁에 과식을 피해야 합니다. 잠이 쉽게 들지 않는다면 따뜻한 우유나 적은 양의 죽을 먹어 위를 편하게 해주면 좋습니다. 도움이 되는 음식은 대추차와 호박죽, 따뜻한 국물 등입니다.

② 순환 정체형

순환 정체형은 충분히 자고 일어나도 몸이 무겁게 느껴지고, 아침에 부종이 심한 경우가 많습니다. 저녁을 먹을 때는 짠 음식을 피하고 물, 술처럼 과도한 액체류는 자제하는 것이 좋습니다. 몸을 따뜻하게 해주는 반신욕으로 몸을 이완하고 저녁에 가벼운 산책이나 스트레칭을 더해준다면 숙면을 취할 수 있습니다.

③ 균형 붕괴형

균형 붕괴형은 불면증이 기본입니다. 따라서 깊은 잠을 드는 데 가장 어려움을 겪는 유형입니다. 게다가 야식 충동도 강한 편이므로 저녁 진정 루틴을 설정해 매일 지키는 것이 중요합니다. 특히 저녁에는 격한 운동을 하기보다는 명상과 복식호흡 등으로 미주신경(Vagus Nerve)을 자극해 부교감신경계를 활성화하는 것이 좋습니다. 이는 스트레스 호르몬인 코르티솔 수치를 낮추고 심박 변이도(HRV)를 안정화시켜, 수면 전 몸을 '긴장 모드'에서 '회복 모드'로 빠르게 전환해 줍니다. 특히 취침 1시간 전부터는 스마트폰의 블루라이트를 차단하는 '디지털 오프' 시간을 갖는 것이 균형 붕괴형의 뇌를 쉬게 하는 가장 빠른 길입니다.

숙면에 도움을 주는 음식은 바나나, 견과류, 허브티 등이므로 잠이 잘 오지 않거나 야식 충동이 느껴진다면 이러한 음식을 조금 섭취해 허기를 달래주는 것도 좋습니다.

잠은 돈이 들지 않고, 누구나 실천 가능한 최고의 다이어트 방법이자, 다이어트 약보다 가장 강력한 자연의 약입니다. 음식 양을 줄이는 대신 잘 자는 습관을 들여봅시다. 운동도 식사도 중요하지만 마지막을 완성하는 것은 수면이라는 사실을 반드시 명심합시다.

지식에서 습관으로, 30일 만에 시작되는 변화

우리는 1장에서 몸의 원리를 이해했고, 2장에서는 칼로리의 함정을 넘어 몸의 흐름을 바라보았습니다. 3장에서는 내 몸의 유형을 확인했으며, 4장에서는 생성과 순환, 균형을 회복하는 생활법을 익혔고, 마지막으로 5장에서는 식사와 운동, 수면의 실천 원리를 구체적으로 살펴보았습니다.

그러나 이 모든 지식을 하나로 묶어 하루의 루틴으로 연결하지 못하면 결국 일상 속에서 힘을 잃고 맙니다. 현대사회에서 정보가 부족해 다이어트에 실패하는 사람은 없습니다. 그보다는 일상적으로 이어져야 하는 습관을 만들지 못했기 때문에 실패하는 사람만 있을 뿐입니다. 즉, 한 번의 결심보다 매일 이어지는 작지만 일관된 행동이 더 중요합니다.

그렇다면 왜 30일일까요? 행동과학 연구에 따르면 새로운 행동이 완전히 습관화되기까지는 평균 60일 이상이 소요되며 개인별 차이도 큽니다. 그러나 약 4주, 즉 30일 동안 같은 행동을 반복하면 뇌는 이를 '일시적인 시도'가 아닌 '새로운 패턴'으로 인식하기 시작합니다. 이 시점에서 행동은 의지의 영역을 벗어나 점차 습관의 궤도에 진입하게 됩니다.

2009년, 영국 런던대학교의 필리파 랠리(Phillippa Lally) 박사 연구팀은 습관이 완전히 정착하기까지 평균 66일이 걸린다는 연구 결과를 발표했습니다. 처음에 사람들이 새로운 행동을 수행하다가 시간이 지나 이를 크게 의식하지 않고 자동적으로 하게 되기까지 약 66일이 소요되었다는 의미입니다. 행동심리학자이자 서던캘리포니아대학교의 웬디 우드

(Wendy Wood) 교수 역시 자신의 저서 『해빗』에서 반복된 행동이 뇌의 보상회로를 통해 자동화된다고 설명했습니다. 이 연구들은 공통적으로 '충분한 반복의 시간'이 습관 형성의 핵심임을 강조합니다.

습관화가 이루어지는 과정은 뇌의 보상 시스템과 깊이 연관되어 있습니다. 새로운 행동을 반복할 때마다 뇌의 도파민 분비가 활성화되면 그 행동 경로가 자연스럽게 정착되고, 시간이 점점 지나면서 의식적인 노력이 필요 없는 자동적인 루틴으로 굳어집니다. 30일은 이 도파민 기반의 신경 경로가 구축되기 시작하는 중요한 전환점입니다. 또한, 30일이라는 시간은 뇌가 새로운 패턴을 인식하는 단계를 넘어 우리 몸의 실질적인 변화가 일어나는 생물학적 주기와도 맞물려 있습니다. 피부 세포를 비롯해 많은 세포가 재생되고 교체되는 주기가 약 28~30일이기 때문입니다. 즉, 30일은 뇌의 습관(소프트웨어)과 몸의 세포(하드웨어)가 함께 바뀌기 시작하는 최소한의 골든타임인 셈입니다.

노비노 건강법이 제안하는 '30일 몸 에너지 혁명'은 습관의 완성이라기보다는 몸과 뇌가 새로운 생활 리듬을 받아들이기 시작하는 출발점이며, 변화가 체감되기 시작하는 최초의 전환 구간입니다. 이 30일 동안 일정한 수면 시간, 식사 리듬, 활동 패턴이 꾸준히 반복되면 몸은 이를 새로운 기본값으로 인식하게 됩니다.

결국 30일은 몸이 스스로 새로운 질서를 학습하는 과정입니다. 따라서 이 시기를 지나고 나면 실천은 훨씬 수월해지고, 이후의 2~3개월은 진정한 습관으로 굳어지는 안정 단계로 접어듭니다. 그래서 노비노 건강법은 단기적 감량이 아닌, 삶의 리듬을 바꾸는 '30일 몸 에너지 혁명'을 제안하는 것입니다.

주차별 에너지 상태 체크포인트

1주 차 - 시작하는 주 | 진단 & 기초 세팅

공통: 아침 물 음용, 햇빛 쬐기, 스트레칭 루틴을 매일 실행하며, 카이닥(KAIDOC) 진단을 통해 자신의 몸 에너지 유형을 정확히 파악합니다.

① 에너지 생성 기능 문제 (소화력 진단 및 기초 세팅)

- **식사:** 비위의 온기를 지키는 연습을 시작합니다. 아침에는 미지근한 물로 위를 깨우고, 따뜻한 죽이나 부드러운 반찬으로 소화 부담을 낮춥니다. 밀가루, 찬 음식, 탄산음료는 피하며, 부드럽고 소

화가 잘 되는 음식 위주로 조금씩 자주 먹는 '소량 다회' 식사의 기초를 만듭니다.

- **수면:** 에너지 생성의 원천인 수면 시간을 충분히 확보합니다. 골든타임(밤 10시~새벽 5시)을 포함해 8~9시간 수면을 목표로 합니다. 수면 부족은 세포 에너지인 ATP 생성 효율을 떨어뜨려 만성 피로와 생성 기능 저하를 악화시킵니다.
- **운동:** 강도를 최소화합니다. 가벼운 걷기나 스트레칭을 통해 운동 후 기운이 빠지는지, 아니면 오히려 순환이 되어 개운해지는지 몸의 반응을 살핍니다.

[1주 차에 꼭 버려야 할 습관]
에너지 생성을 위해 억지로 한 번에 많이 먹는 습관. 위장을 쉬게 하고, 소화할 수 있는 만큼만 나누어 먹는 것에 집중하세요.

[체크 사항]
식후 복부 팽만, 트림, 메스꺼움, 묽은 변 여부 기록, 소화 효율의 현 주소 점검.

② 에너지 순환 기능 문제 (정체 구간 파악 및 배출 준비)

- **식사:** 몸의 배출 기능을 방해하는 요소를 제거합니다. 저탄수화물, 고단백 위주로 식사하되, 염분과 기름 섭취량을 기록하며 '어제보다 싱겁게 먹기'를 실천합니다. 물은 한꺼번에 많이 마시기보다

조금씩 자주 나누어 마셔 체액의 흐름을 돕습니다.

- **수면:** 밤 11시 이전에 잠자리에 드는 습관을 시작합니다. 순환형에게 심야 시간의 휴식은 낮 동안 쌓인 체액 정체를 해소하고 노폐물 배출 시스템을 가동하게 하는 필수 조건입니다.
- **운동:** 아침 루틴에 하체의 혈류를 자극하는 스트레칭(발목, 종아리 펌핑)을 추가하여 정체된 기운을 깨웁니다.

> **[1주 차에 꼭 버려야 할 습관]**
> 습관적인 간식과 군것질 완전 금지. 순환이 정체된 상태에서 들어오는 불필요한 음식은 배출되지 못한 채 노폐물(습담)로 쌓여 부종과 전신 비만을 악화시킵니다.
>
> **[체크 사항]**
> 오후의 신발 조임 정도, 발목 자국 지속 시간 등 부종 지표를 매일 메모. 하루 총 보행량을 기록해 다음 주 '땀 내는 운동'을 위한 기초 체력 점검.

③ 에너지 균형 기능 문제 (신경계 진정 및 상열하한 관찰)

- **식사:** 과각성된 몸을 달래는 식사를 시작합니다. 교감신경을 자극하는 카페인과 맵고 뜨거운 자극적인 음식을 철저히 배제합니다. 대신 맑고 담백한 맛을 내는 조리법과 해조류, 버섯 등 몸의 열을 다스리는 식재료 위주로 식단을 구성합니다.
- **수면:** 취침 1시간 전 스마트폰을 끄는 디지털 오프와 5분 호흡 명상을

통해 신경계 안정 루틴을 시작합니다. 밤 10시 이전에 취침하고 일정한 기상 시간을 설정해 생체 리듬의 기준점을 만듭니다.

- **운동:** 운동의 목적을 체중 감량이 아닌 긴장 완화에 둡니다. 저녁 시간의 격렬한 운동은 피하고, 낮 시간에 가벼운 산책이나 스트레칭으로 상체에 몰린 긴장을 낮춰줍니다. 1주 차에는 '땀'을 내는 활동을 하기보다 편안함과 수면의 질 변화를 관찰하는 데 집중합니다.

[1주 차에 꼭 버려야 할 습관]
자기 직전까지 스마트폰으로 영상을 보는 습관은 꼭 버려야 합니다. 블루라이트와 시각적 자극은 균형 붕괴형의 신경계를 더욱 피로하게 만듭니다.

[체크 사항]
상체의 열감과 하체의 냉감 등 상열하한 증상을 체크(얼굴 화끈거림, 손발 시림, 야간 발열 등). 식후의 불안감이나 과각성 여부를 기록.

2주 차 - 리듬의 주 I 식사·운동 루틴 정착

공통: 유형별 맞춤 식사 비율을 지키며, 일정한 시간에 운동하고 수면하는 '생활 리듬'을 몸에 각인시킵니다.

① 에너지 생성 기능 문제 (소화와 흡수 중심)

- **식사:** 비위의 불씨를 살리는 것이 핵심입니다. 한꺼번에 많이 먹기보다 부드럽고 따뜻한 음식을 조금씩 자주 먹는 소량 다회 식사를 실천합니다. 이는 공복 시간이 길어질 때 발생하는 위장 부담을 줄이고, 낮은 에너지 효율을 보완합니다. 밀가루, 찬 음식, 생 채소는 소화 에너지를 과도하게 소모하므로 철저히 제한합니다.
- **수면:** 밤 10시 전후 취침을 통해 소화와 대사 회복이 집중되는 시간대를 확보합니다. 이 시간대의 수면은 위장관과 세포 대사를 회복시켜, 다음 날 에너지를 만들어낼 기반을 마련합니다. 늦은 취침과 수면 부족은 소화 효율을 떨어뜨려 식곤증과 만성피로를 악화시킵니다.
- **운동:** 기력을 소모하지 않는 것이 중요합니다. 가벼운 걷기나 요가, 전신 스트레칭을 통해 몸을 이완시킵니다. 과도하게 땀을 내는 운동은 지양합니다.

[2주 차 반드시 챙겨야 할 포인트]

식사 직후 10분간의 '수평 휴식'을 챙기세요. 생성형은 소화에 막대한 에너지가 쓰입니다. 식후에 바로 움직이지 않고 잠시 편안하게 쉬어주면, 에너지가 위장으로 집중되어 소화 흡수율이 높아집니다.

[성공 신호]

식후 더부룩함 감소, 손발 냉감 완화, 식곤증 개선.

② 에너지 순환 기능 문제 (배출과 흐름 중심)

- **식사:** 막힌 흐름을 뚫기 위해 '한 접시 식사법'과 '1/4 소식'을 강하게 적용합니다. 염분이 과한 국물과 소스를 줄여 부종을 예방합니다. 오이, 애호박, 무 등 체액 순환에 도움을 주는 채소를 먼저 먹고, 그다음 단백질과 탄수화물 순으로 섭취하여 인슐린 자극을 최소화합니다.
- **수면:** 밤 11시 이전 취침을 생활 리듬의 핵심으로 삼습니다. 순환 정체형에게 이 시간대의 깊은 수면은 원활한 림프 순환을 돕고 낮 동안 쌓인 체액 정체를 해소하여 다음 날 아침의 부종을 예방합니다.
- **운동:** '땀을 흘리는 운동'에 초점을 맞춥니다. 빠르게 걷기, 러닝, 자전거 등 중강도 이상의 유산소 운동을 30분 이상 지속하여 혈관을 확장시킵니다.

[2주 차 반드시 챙겨야 할 포인트]
운동 후 '미지근한 물 한 잔'으로 노폐물을 씻어내세요. 땀을 흘린 직후는 독소 배출의 황금기로, 이때 미지근한 물을 마시면 혈액이 맑아지고 순환 속도가 빨라집니다.

[성공 신호]
오후 발목 부기 감소, 몸의 가벼움, 허리둘레와 체중의 소폭 하락.

③ 에너지 균형 기능 문제 (진정과 조절 중심)

- **식사**: 과각성된 신경계를 진정시키기 위해 자극적인 음식을 철저히 배제합니다. 담백한 조리법을 선택하고, 해조류나 버섯 등 몸의 열을 내리고 음기를 보충하는 음식을 섭취합니다. 저녁 식사는 취침 3~4시간 전에 마쳐 수면 중 소화 활동이 호르몬 균형을 방해하지 않도록 합니다.
- **수면**: 매일 같은 시간에 자고 일어나는 수면 리듬의 고정이 핵심입니다. 밤 10시 이전 취침과 일정한 기상 시간은 자율신경과 호르몬 리듬을 안정시켜, 과각성과 야간 각성을 줄이고 감정 기복과 식욕 충동을 완화합니다.
- **운동**: 상체의 열을 아래로 내리는 낮 시간 하체 운동(스쿼트, 런지 등)에 집중합니다. 저녁에는 격렬한 운동 대신 명상과 호흡으로 몸을 회복 모드로 전환합니다.

[2주 차 반드시 챙겨야 할 포인트]

오전 햇빛 아래 '15분 산책'으로 세로토닌을 충전하세요. 낮에 충분한 햇빛을 받아야 자율신경이 안정되어 밤에 더 깊은 잠을 자고 낮의 과각성을 조절할 힘이 생깁니다.

[성공 신호]

밤 심박 안정, 얼굴 열감 완화, 아침 기상 시 상쾌함 회복.

3주 차 - 안정의 주 I 수면·정서 안정 & 미세 조정

공통: 1~2주 차의 기록을 바탕으로 나에게 가장 효과적이었던 루틴을 고정합니다. 특히 저녁 조명을 낮추고 야식을 수면으로 대체하는 등 '완벽한 진정 루틴'을 완성하는 데 집중합니다.

① 에너지 생성 기능 문제 (휴식과 컨디션 기록)

- **식사:** 위장의 온기를 유지하는 것이 여전히 최우선입니다. 저녁 과식을 철저히 금하고, 속이 허할 때는 따뜻한 국이나 차로 위장을 달래줍니다. 아침 기상 시 식욕이 돋는지, 변의 상태가 건강해졌는지 기록하며 소화 기력의 회복 정도를 살핍니다.
- **수면:** 8~9시간 숙면을 유지하며 깊은 휴식을 취합니다. 3주 차에는 잠을 자고 일어났을 때 몸이 얼마나 가벼워졌는지 '주관적 활력 지수'를 체크합니다.
- **운동:** 컨디션이 올라왔다면 짧은 유산소(10~15분)를 보조적으로 추가합니다. 단, 피로를 유발하는 강도는 여전히 피합니다.

[3주 차 꼭 지켜야 할 약속]

피곤할 때 음식(당분)으로 기운을 내려는 습관을 경계하세요. 대신 10분의 낮잠이나 깊은 호흡이 생성 기능 회복에 훨씬 효과적입니다.

[성공 신호]

아침 기상 시 소화 부담 감소, 손발 냉감 완화, 오후의 급격한 피로감 완화.

② 에너지 순환 기능 문제 (염분 조절과 부종 안정화)

- **식사:** 2주 차에 이어 한 접시 식사법을 고수합니다. 특히 3주 차에는 저녁 식사 시 국물을 최소화하고, 취침 전 과도한 수분 섭취를 주의하여 밤 사이 몸이 붓는 것을 방지합니다. 외식이나 가공 식품 섭취 시 숨은 염분을 찾아내 제거하는 미세 조정을 시행합니다.
- **수면:** 밤 11시 이전 취침 루틴을 엄격히 고수합니다. 이미 정착된 수면 리듬은 몸이 스스로 정화할 수 있는 야간 시간을 확보해, 정체되었던 노폐물 배출을 마무리하는 결정적인 역할을 합니다.
- **운동:** 주 5회 이상, 땀을 흘리는 유산소 운동을 루틴으로 굳힙니다. 운동 후 몸이 가벼워지는 느낌을 즐기며, 체액이 원활하게 흐르는 것을 체감합니다.

[3주 차 꼭 지켜야 할 약속]

보상 심리로 먹는 '짠 음식'을 철저히 경계하세요. 순환형에게 한 번의 과한 염분은 며칠간의 정체를 다시 불러옵니다.

[성공 신호]

손등과 발목 부종 안정화, 아침 허리둘레의 꾸준한 감소, 몸의 가벼움 유지.

③ 에너지 균형 기능 문제 (신경계 안정과 상열하한 해소)

- **식사:** 자극적인 음식을 배제하는 식단을 습관화합니다. 식후에 몸이 뜨거워지거나 가슴이 두근거리는 증상이 있다면 즉시 그 음식을 리스트에서 제외합니다. 해조류와 버섯 등을 꾸준히 섭취하여 몸속의 화기(火氣)를 다스립니다.
- **수면:** 저녁 9시 이후 디지털 오프를 완벽히 실천합니다. 3주 차에는 꿈의 선명도가 낮아지거나 깊은 잠을 자는 시간이 늘어나는 등 뇌파가 안정되는 신호를 확인합니다.
- **운동:** 상체의 열을 아래로 내리는 낮 시간 하체 운동을 유지합니다. 저녁에는 스트레칭과 명상으로 교감신경의 스위치를 끄고 부교감신경을 활성화하는 데 집중합니다.

[3주 차 꼭 지켜야 할 약속]

밤 늦게까지 뇌를 자극하는 고민이나 업무를 붙잡지 마세요. 머리는 차갑고 발은 따뜻한(두한족열) 환경을 만드는 것이 균형 회복의 핵심입니다.

[성공 신호]

밤 심박 안정, 얼굴 열감 완화, 감정 기복 완화 및 정서적 평온함.

4주 차 - 습관의 주 | 생활화와 몸의 신호 점검

공통: 식사, 운동, 수면 루틴이 의지력 없이도 자연스러운 일상이 되었는지 확인합니다. 몸의 4대 신호(가벼움, 소화, 부종, 수면)를 종합적으로 평가하며 나만의 건강 기준을 확립합니다.

① 에너지 생성 기능 문제 (에너지 충전과 활력 확인)

- **식사**: 따뜻한 음식을 선호하고 소량씩 나누어 먹는 습관이 완전히 자리 잡았는지 점검합니다. 식후에 졸음이나 무기력증 대신, 몸속에서 에너지가 차오르는 건강한 활력을 체감합니다.
- **수면**: 규칙적인 수면을 통해 아침에 눈을 떴을 때 개운함을 느끼는 것이 일상이 됩니다. 생성된 에너지가 하루 전체를 지탱할 만큼 충분한지 살핍니다.

- **운동:** 가벼운 운동이 기운을 빼는 것이 아니라, 오히려 기력을 돋우는 활력소가 되었음을 확인합니다.

> **[4주 차 몸의 신호]**
> 식후 더부룩함이 사라지고 손발에 온기가 유지되며, 피로 회복 속도가 비약적으로 빨라졌다면 생성 기능이 정상화된 신호입니다.

② 에너지 순환 기능 문제 (배출의 즐거움과 체형 변화)

- **식사:** 담백한 입맛이 정착되어 자극적인 음식이나 군것질 욕구가 현저히 줄어듭니다. 한 접시 식사법을 통해 나에게 적당한 음식의 양을 직관적으로 조절할 수 있게 됩니다.
- **수면:** 밤 11시 이전 취침이 노력 없이도 당연한 일상이 되었는지 확인합니다. 일찍 잠드는 습관이 아침의 몸 상태를 얼마나 가볍게 만드는지 느끼고, 이를 평생의 배출 습관으로 가져갑니다.
- **운동:** 땀을 흘리는 유산소 운동이 하루의 중요한 즐거움으로 고정됩니다. 이제 운동을 거르면 몸이 무겁게 느껴질 정도로 배출 시스템이 활성화됩니다.

> **[4주 차 몸의 신호]**
> 오후에도 발목이나 손등의 부종이 거의 없으며, 허리둘레와 체중이 안정적으로 하락했다면 순환로가 완전히 뚫렸다는 신호입니다.

③ 에너지 균형 기능 문제 (정서적 평온과 깊은 숙면)

- **식사**: 맑고 담백한 식단이 몸과 마음을 얼마나 편안하게 하는지 인지합니다. 특정 음식에 대한 갈망(Cravings)이 사라지고 신체적·심리적 허기가 조절되는 상태에 이릅니다.
- **수면**: 디지털 오프와 명상 루틴이 완벽히 습관화되어 눕자마자 깊은 잠에 빠집니다. 야간 각성 증상(자다 깨기)이 사라지고 수면의 질이 극대화됩니다.
- **운동**: 상열하한을 예방하는 하체 위주의 운동 습관을 유지합니다. 운동 후 차분해진 신경계와 맑아진 정신을 만끽합니다.

> **[4주 차 몸의 신호]**
> 얼굴의 열감이 소멸하고 손발이 따뜻해지는 상열하한 해소 현상을 확인합니다. 정서적 평온함이 유지되고 스트레스에 대한 저항력이 높아졌다면 균형을 되찾았다는 신호입니다.

축하합니다. 지난 30일간의 실천을 통해 이제 당신의 몸은 스스로 에너지를 만들고, 순환시키고, 균형을 잡는 법을 기억하기 시작했습니다. 이제 다이어트는 몸이 먼저 즐겁게 반응하는 일상이 되었습니다. 이 건강한 리듬을 당신의 평생 습관으로 이어가시길 응원합니다.

몸 에너지 다이어트 주차별 실천 체크리스트

1주 차: 시작의 주 | 실천 체크리스트

구분	실천 항목	체크
공통	아침 물 한 잔, 햇볕 쬐기, 가벼운 스트레칭 실행	
	카이닥(KAIDOC) 진단으로 나의 에너지 유형 확인	
생성형	아침 미지근한 물과 따뜻한 아침 식사(죽/부드러운 반찬)	
	찬 음식, 탄산, 거친 잡곡 피하고 소량 다회 식사 시도	
	운동 최소화(가벼운 걷기/스트레칭) 및 식후 소화 상태 기록	
	버리기 에너지 생성을 위해 억지로 한 번에 많이 먹는 습관	
순환형	하체 펌핑 스트레칭 추가 및 염분/기름진 음식 섭취량 기록	
	배출 시스템 가동을 위해 밤 11시 이전에 잠자리에 들기	
	부종 지표(발목 자국 등) 및 하루 총 보행량 기록	
	버리기 순환을 정체시키고 노폐물을 쌓는 간식과 군것질	
균형형	카페인·자극적인 음식 배제, 해조류·버섯 등 섭취	
	취침 1시간 전 디지털 오프 및 5분 호흡 명상 실행	
	상열하한 신호(얼굴 열 등) 및 식후 각성 상태 기록	
	버리기 자기 전 스마트폰으로 자극적인 영상을 보는 습관	

2주 차: 리듬의 주 | 실천 체크리스트

구분	항목	체크
공통	일정한 시간에 운동하고 수면하는 생활 리듬 각인	
	수면 골든타임(밤10시~새벽5시)을 포함한 숙면 루틴 준수	
생성형	비위의 불씨를 살리는 소량 다회 식사 실천	
	밀가루, 찬 음식, 생채소 섭취 철저히 제한	
	챙기기 식사 직후 10분간의 수평 휴식 실행	
	식후 더부룩함 감소 및 손발 냉감 완화 여부 확인	
순환형	한 접시 식사법과 1/4 소식 강력 적용 및 정착	
	30분 이상의 땀 나는 유산소 운동 실행	
	챙기기 밤 11시 이전 취침 및 운동 후 미지근한 물 섭취	
	오후 발목 부기 감소 및 허리둘레 변화 관찰	
균형형	과각성 방지를 위한 자극적인 음식(맵고 짠 것) 배제	
	낮 시간 하체 근력 운동(스쿼트, 런지 등) 집중	
	챙기기 오전 햇빛 아래 15분 산책 실행	
	밤 심박수 안정 및 아침 기상 시 상쾌함 점검	

3주 차: 안정의 주 | 실천 체크리스트

공통	저녁 조명 낮추기 등 나만의 완벽한 진정 루틴 완성	
	1~2주 차 기록 중 본인에게 효과적이었던 행동 고정	
생성형	저녁 과식을 피하고 따뜻한 국이나 차로 위장 달래기	
	기상 시 식욕 상태와 변의 변화를 통해 소화 기력 점검	
	약속 피곤할 때 당분 대신 10분 낮잠이나 깊은 호흡하기	
순환형	저녁 식사 시 국물 최소화 및 취침 전 과도한 수분 제한	
	밤 11시 이전 취침 엄수로 야간 정화 시간 확보	
	약속 보상 심리로 먹는 짠 음식 절대 경계	
균형형	저녁 9시 이후 디지털 오프 완벽 실천 및 명상 루틴	
	머리는 차갑고 발은 따뜻하게(두한족열) 수면 환경 조성	
	약속 밤 늦게까지 뇌를 자극하는 업무나 고민 붙잡지 않기	

4주 차: 습관의 주 | 실천 체크리스트

공통	식사, 운동, 수면 루틴이 의식하지 않아도 자연스러운가?	
	몸의 4대 신호(가벼움, 소화, 부기, 수면) 종합 평가	
생성형	따뜻한 음식을 선호하는 습관이 몸에 완벽히 배었는가?	
	식후 더부룩함 없이 에너지가 차오르는 느낌이 드는가?	
	신호 피로 회복 속도가 빨라지고 손발 온기가 유지됨	
순환형	담백한 입맛 정착으로 군것질 및 짠 음식 욕구가 사라졌는가?	
	밤 11시 이전 취침이 나의 고정된 수면 리듬이 되었는가?	
	신호 오후 부종 소멸 및 안정적인 체형(허리둘레) 변화 확인	
균형형	저녁 식사 시간 엄수와 디지털 오프 루틴이 자동화되었는가?	
	눕자마자 깊은 잠에 빠지며 야간 각성 증상이 사라졌는가?	
	신호 정서적 평온함 유지 및 상열하한 증상의 소멸	

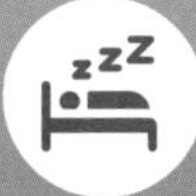

6장

한방치료, 생활법을 돕는 든든한 보조축

이 책은 처음부터 지금까지 '살과 싸우는 다이어트'를 그만두고 몸의 에너지 흐름을 회복하는 생활법의 실천을 강조해 왔습니다. 개인의 몸 에너지 상태에 따른 따뜻한 식사, 땀 나는 움직임, 숙면과 스트레스 관리 같은 생활 습관이야말로 가장 근본적인 치료입니다.

그러나 모든 사람이 생활법만으로 변화를 빠르게 경험할 수는 없습니다. 이미 오래된 비만, 만성 질환 등의 이유로 생활을 개선하더라도 살이 빠지는 속도가 더딜 수 있기 때문입니다. 이럴 때는 전문가의 도움을 받는 한방치료가 든든한 보조축 역할을 할 수 있습니다.

한의학은 수천 년 동안 사람의 몸을 종합적으로 바라보는 의학이었습니다. 증상뿐 아니라 몸의 종합적인 기혈 흐름과 장부 기능, 그리고 마음과 생활까지 아우릅니다. 따라서 비만 치료에서도 단순히 체중을 줄이는 데 그치지 않고, 소화기와 심폐 순환, 신경 및 호르몬이라는 몸의 큰 틀을 함께 회복해 줍니다.

노비노 건강법의 기본은 생활법입니다. 그러나 생활법을 실천하는 과정에서 한방치료는 속도를 높이고, 안정성을 보강하는 보조 역할을 할 수 있습니다. 생활법과 치료법은 적수가 아니라 동지인 셈입니다.

예를 들어, 생활 습관 교정만으로는 효과가 더딘 경우, 감비산을 사용한 한방 다이어트 제제가 도움을 줄 수 있습니다. 개인의 에너지 유형에 따라 맞춤 탕약을 활용하면, 에너지의 세 축을 더 빠르게 회복할 수 있습니다. 국소 비만이나 부기가 심한 경우에는 침, 전침, 경락 치료가 다이어트의 효과를 배가합니다.

이번 6장에서는 생활법을 기반으로, 어떻게 한방치료가 적재적소에 도움을 줄 수 있는지를 다룹니다. 국소 비만 치료, 공진단, 맞춤 탕약, 감비산 등을 비교하며 부작용은 줄이고 에너지의 흐름은 개선하는 치료법 등을 알아봅니다. 그 뒤를 이어 한방 다이어트 치료의 역사와 성과, 그리고 구체적인 방법들을 추가로 살펴보겠습니다.

스스로 몸을 바꾸는 주체는 언제나 내 생활입니다. 다만 필요할 때 전문가의 치료를 받으면 몸은 더 안정적으로 흐름을 회복할 수 있습니다. 생활법과 치료법이 함께할 때, 비만과 노화를 막는 더 든든한 건강의 길이 열립니다.

국소 비만을 치료하는 방법

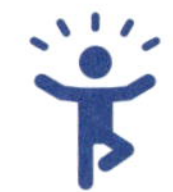

국소 비만은 왜 생길까?

비만이 전신으로 나타나는 경우도 있지만, 팔뚝, 옆구리, 허벅지, 복부처럼 특정 부위에 집중되는 사례도 많습니다. 그 이유는 경락이 접히고 흐름이 막히는 자리에 지방이 고이기 때문입니다. 자세가 좋지 않거나 순환이 약한 부위가 반복적으로 눌리면 지방은 그 자리에 고착됩니다. 따라서 국소 비만은 몸 전체의 문제이자 동시에 특정 부위의 순환 문제로 봐야 합니다. 이러한 국소 비만을 일시적으로 해소해 주는 방법이 바로 침과 전침, 봉독 약침, 지방 흡입 등입니다.

자연스러운 국소 치료 - 침·전침

① 침 치료

침은 경혈을 자극해 막힌 길을 열고 순환을 회복하는 가장 기본적인 치료법입니다. 경락이 정체된 부위에 침을 놓으면 혈류와 림프 흐름이 살아나면서 부종과 뭉침이 풀립니다. 특히 복부, 허벅지, 옆구리처럼 지방이 잘 쌓이는 곳은 경락 교차점이 많아 침의 효과가 더욱 커집니다. 반복 자극은 국소 열감과 혈류 증가를 유도해 지방 대사를 원활하게 만들며 체형 교정에도 도움이 됩니다. 침을 놓음으로써 지방이 쌓이지 않도록 길을 트는 것입니다.

② 전침 치료(전기 침법)

전침은 침에 미세한 전류를 흘려보내 자극을 강화하는 방법입니다. 일반 침보다 더 깊고 지속적인 자극으로 지방을 분해하고 혈류를 크게 개선합니다. 전류 자극으로 근육이 미세하게 수축 및 이완하면서 운동 효과까지 전해집니다. 반복

치료 시 부종과 무거움이 줄고 피부 탄력이 개선되는 경우도 많습니다. 전침은 침의 효과 위에 대사 촉진과 근육 활성을 더해 국소 비만 관리에 큰 도움이 됩니다.

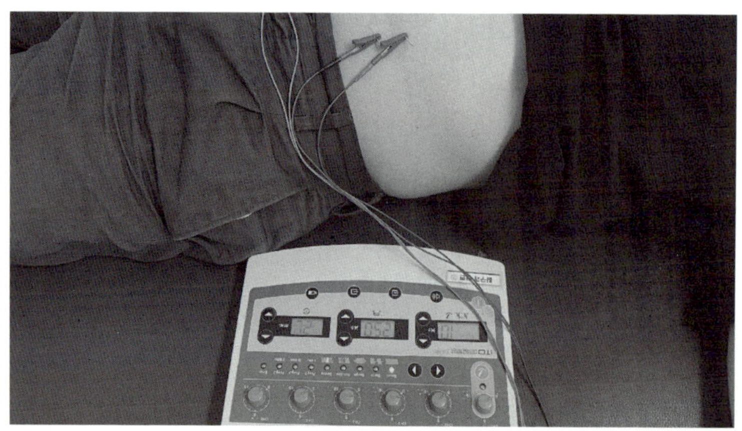

봉독 약침 요법 - 천연 국소 비만 치료제

침과 전침이 막힌 길을 열고 순환을 자극하는 기본 치료라면, 봉독 약침은 국소 치료 효과를 강화하는 천연 치료제입니다. 벌의 독에서 얻은 성분을 정제해 활용하는 방법으로, 한의학에서는 오래전부터 널리 사용되었습니다.

복부, 허벅지, 팔뚝, 옆구리처럼 지방이 잘 쌓이는 부위에는 공통적으로 미세 염증과 순환 정체가 존재합니다. 지방세포가 팽창하면서 염증 신호 물질을 방출하고 이로 인해 주변 모세혈관과 림프 흐름이 막히며, 정체가 심해지면 부종과 지방 축적 역시 가중됩니다. 즉, 국소 비만은 염증-정체-대사저하의 악순환을 가져옵니다.

봉독의 주요 성분인 멜리틴(melittin)은 강력한 항염·진통 효과가 있어, 지방세포 주변 염증을 가라앉혀 세포 크기 수를 조절하고 미세혈류를 개선해 부종을 감소시키고 노폐물을 배출합니다. 이로써 지방이 에너지로 전환되도록 도와줍니다. 국소 부위의 긴장과 통증을 줄여 시술 만족도도 높은 편입니다.

최근 연구에서는 봉독이 지방전구세포의 분화를 억제하고 지방 축적을 줄이는 작용을 한다는 결과가 여러 차례 보고되었습니다. 2017년 독성학 분야의 권위 있는 저널인 《톡신스(Toxins)》에 실린 논문에 따르면 3T3-L1 지방전구세포와 고지방식이 비만 쥐 실험에서 봉독을 처리했을 때, 지방세포 분화와 관련된 전사인자의 발현이 감소하고, 체중 증가와 지방조직 비율이 유의하게 줄어든다는 것을 확인했습니다. 또 다른 국내 연구에서도 정제 봉독이 3T3-L1 세포에서 지방세포로의 분화와 중성지방 축적을 억제하고, 지질 분해를 촉진하는 효과가 있다는 사실이 보고되었습니다.

임상연구에서도 관절염 통증뿐 아니라 체형 및 대사 지표에 대한 효과가 일부 확인되었습니다. 2008년《약침학회지》에 실린 논문에 따르면 건강한 복부 비만 여성 지원자 20명을 대상으로 봉독 약침을 20회 시행한 결과, 복부 CT와 인바디 분석에서 복부 지방, 특히 피하지방 면적과 허리둘레가 치료 전후로 유의하게 감소했다고 보고했습니다.

따라서 봉독 약침은 전통적인 관절 및 통증 치료를 넘어, 지방세포 분화 억제와 지방 축적 감소라는 기전을 바탕으로 복부 지방 감소와 허리둘레 개선, 나아가 대사 흐름과 체형 교정까지 확장 가능한 치료 도구라는 점을 이해할 수 있습니다.

봉독을 시술받을 때는 초기 2~3주에 발적과 열감이 발생할 수 있지만 곧 가라앉으면서 부기가 감소합니다. 시술받은 지 4~6주가 지나면 지방이 잘 쌓이던 부위가 가벼워지고 통증 역시 줄어듭니다. 장기적으로 시술을 받으면 지방이 축적되는 속도가 느려지고 생활법과 시너지 효과가 극대화되면서 체형이 눈에 띄게 교정됩니다. 체중계 숫자보다 허리둘레와 옷 사이즈가 먼저 변하는 것이 봉독 약침 요법의 특징입니다.

다만, 정제 봉독을 사용할 때는 전문가의 지도와 권고하에 사용하는 것이 안전합니다. 발적이나 가벼운 부종, 통증 등은 흔하게 나타나는 반응이지만, 벌 알레르기(아나필락시스)나 면역 질환 문제가 있거나 임산부 혹은 고령자라면 반드시 전문가의 판단 아래 시술이 진행되어야 합니다.

봉독 약침 역시 생활법과 병행할 때 가장 효과적입니다. 따뜻한 식사로 에너지 균형을 회복하고, 땀 나는 운동으로 전신 순환을 촉진시키며, 충분한 수면으로 호르몬 리듬을 회복하는 것이 우선입니다. 봉독 약침은 국소 정체 부위를 풀어 생활법 효과를 전신으로 확산시키는 촉매제입니다. 침과 전침이 '길을 열어주는 치료'라면, 봉독 약침은 '에너지가 흐르는 길 위의 염증을 없애 흐름을 원활하게 하는 치료'라고 할 수 있습니다.

인위적 국소 치료 - 지방 분해 주사·지방 흡입 요법

최근 유행하는 국소 부위의 지방 제거를 위한 지방 분해 주사와 지방 흡입은 국소 부위 비만에 효과가 빠르게 나타나지만 치료 후 시술 부위의 멍, 부기, 부자연스러움 같은 부작용이 나타날 수 있습니다. 심한 경우에는 전신에 나타나는 증상으로 심계항진(심장이 불쾌한 느낌으로 뛰면서 오심, 어지러움, 호흡 곤란 등이 함께 나타나는 증상), 어지럼증 등이 보고되기도 하며, 지속적으로 효과를 유지하기 위해서는 반복해서 시술을 받아야 한다는 번거로움도 있습니다. 그리고 무엇보다 이 방식은 몸의 자연스러운 에너지 흐름을 거스르는 위험을 포함하기 때문에 장기적인 치료는 신중하게 결정해야 합니다.

황실에서 내려온 에너지 회복 비방, 공진단

공진단이란?

공진단은 예로부터 몸을 보하기 위해 황실과 고위층에서 사용된 대표 보약입니다. 조선시대 왕실 기록에도 "과로와 기력 저하, 정신적 피로를 회복하는 약"으로 언급됩니다. '공진(拱辰)'이라는 이름은 "하늘의 별을 받든다"라는 뜻으로, 생명을 북돋우고 몸의 중심을 지켜준다는 의미를 담고 있습니다. 오늘날에도 공진단은 기력 회복과 노화 예방, 체질 강화를 위한 처방으로 널리 알려져 있습니다.

전통적으로 공진단은 사향(麝香), 녹용(鹿茸), 산수유(山茱萸), 당귀(當歸) 등 네 가지 핵심 약재로 만듭니다. 먼저 사향은 막힌 기혈을 뚫고 전신의 순환을 돕는 역할을 합니다. 녹용은 정(精)을 보충해 기운과 면역력을 강화합니다. 산수유는 신장 기능을 보강하고 기운이 새는 것을 막아주며, 마지막으로 당귀는 혈을 보하고 어혈을 풀어 피로 회복을 돕는 역할을 합니다. 이 네 가지가 조화를 이루어 생성과 순환, 균형을 동시에 강화하는 종합 처방이 되는 것이 공진단의 특징입니다.

에너지의 세 축을 통합 회복하는 복합제

공진단은 우리 몸의 부족한 에너지를 보완하는 '에너지 종합 복합제'입니다. 에너지 생성 회복 면에서는 비위와 소화기를 튼튼히 해 음식을 섭취했을 때 에너지로 바꾸는 힘을 키워주며, 기초 체력을 높여 만성피로를 덜어주고 무너져 있던 활력이 살아나도록 합니다. 에너지 순환 회복 면에서는 사향이 막힌 기혈을 뚫어 전신에 기운이 잘 퍼지도록 돕습니다. 혈액순환이 원활해지면서 손발이 따뜻해지고 몸이 가벼워질 수 있습니다. 마지막으로 에너지 균형 회복 면에서는 신장의 기운을 북돋아 숙면 효과를 높이고 전반적인 호르몬 균형을 바로잡으며, 불안한 마음을 진정시키고 마음을 편안하게 해주어 집중력과 회복력 향상에 도움을 줍니다.

이와 연결해 노비노 건강법 관점에서 살펴보면 공진단은 보약 역할 이상으로 다이어트에도 중요한 보조제로서 작용합니다. 생성이 약한 사람은 공진단으로 소화력이 개선되어 근육이 잘 붙습니다. 순환이 막힌 사람은 기혈이 원활해져 부기가 줄어듭니다. 균형이 깨진 사람은 수면이 안정되고 식욕이 조절됩니다. 즉, 공진단은 살을 직접 빼는 약이 아니라, 다이어트가 잘 되도록 몸의 기본기를 튼튼히 해주는 약입니다.

위와 같은 이유로 공진단은 최근 들어 재조명받고 있습니다. 과로와 스트레스가 만성화된 현대인들의 기력이 회복되는 것을 도우며, 질병으로 기력이 약해진 사람들에게도 효과적으로 작용하기 때문입니다. 집중력을 요하는 수험생이나 단기적으로 에너지가 떨어진 산모들에게도 긍정적으로 작용합니다. 갱년기 이후에 먹는다면 노화 방지 효과도 기대할 수 있습니다.

공진단은 세대를 거쳐 검증된 명품으로서, 몸의 에너지를 보충하고 흐름을 바로잡아 에너지의 세 축을 동시에 일으켜 세운다는 진정한 가치를 가지고 있습니다.

다이어트의 명품 기성복, 감비산

노비노 건강법의 기본은 식사, 운동, 수면을 바로잡아 에너지의 세 축을 회복하는 생활법입니다. 그러나 이미 체중이 크게 증가해 관절에 부담이 크거나, 대사 이상과 수면 장애가 극심하게 나타난 경우에는 생활법만으로 살이 빠지는 속도가 더딜 수 있습니다. 이럴 때 회복을 앞당기기 위해 활용되는 대표적 한방 치료제가 바로 '감비산'입니다.

전통적으로 한의학의 비만 치료에서 자주 쓰인 본초는 '마황(에페드라)'입니다. 마황은 지방 분해 효과는 탁월하지만, 혈압 상승과 심계항진, 불면, 불안 등의 부작용이 발생할 수 있다는 문제점이 있었습니다. 실제로 해외에서는 에페드린 보충제 사용이 금지되기도 했습니다.

이에 대한 대안으로 최근 각광받고 있는 약재가 감비산입니다. 감비산은 마황, 석고, 창출, 다엽을 조합한 과립 추출제로, 지방 대사와 체중 감소, 부종 개선 등의 효과가 탁월합니다. 앞서 언급한 마황은 지방을 분해하고 열 생산을 촉진하는 역할을 담당합니다. 다음으로 석고는 과도한 자극을 식혀 안전성을 보완합니다. 창출은 습(濕)을 제거하고 부종을 개선하며, 다엽에 포함된 카페인 성분은 마황의 에페드린 성분과 결합하여 지방 분해 효과를 높임으로써 안전성은 확보하고 지방 대사는 더 높인 제제입니다.

이와 관련해 경희대한방병원에서는 외래 환자 205명을 대상으로 최대 16주간 감비산을 복용하도록 지도했습니다. 그 결과, 피실험자의 54.1%는 체중이 5% 이상 감소했고, 17.1%는 체중이 10% 이상 감소했습니다. 일부 환자에게서 메스꺼움, 두근거림, 불면 등의 부작용이 나타났지만 대부분 경미한 증상에 그쳤습니다.

감비산은 노비노 건강법의 에너지 유형과 무관하게, 체지방 과잉이라는 공통된 문제를 해결하는 데 효과가 탁월했습니다. 즉, 개개인의 체질을 겨냥한 맞춤 한약이 아니라 누구에게나 적용 가능한 기성복 같은 한약인 셈입니다. 생활법을 열심히 실천하면서 체질 개선과 에너지 회복을 위해 노력하는데도 불구하고 체지방 감량이 정체될 때 지방 대사를 촉진하는 보조 수단으로 감비산을 활용할 수 있습니다.

최근 유행하는 식욕 억제 주사제는 외부에서 호르몬을 주입해 식욕을 줄이지만, 중단 시 금세 요요현상이 나타나고 부작용이 따르기도 합니다. 반면, 감비산은 내 몸의 에너지 흐름을 도와 체지방 대사를 촉진하는 한방 치료제로, 생활법과 함께할 때 더욱 안정적이고 지속적인 감량 효과를 보여줍니다.

그러나 모든 몸이 같을 수는 없습니다. 감비산이 누구에게나 맞는 기성복이라면, 사람마다 다른 체질과 습관, 에너지 구조에 꼭 맞춘 맞춤복 역시 필요합니다. 다음 내용에서 다룰 노비노 탕약은 바로 이 기성복의 원리를 토대로 발전한 맞춤복형 해법입니다.

내 몸을 위한 맞춤복, 노비노 탕약

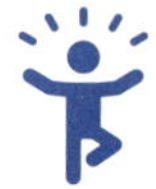

나에게 가장 맞는 한방약은?

사람의 몸은 모두 다릅니다. 어떤 이는 소화기가 약해 힘이 없고, 어떤 이는 순환이 막혀 늘 붓고, 또 어떤 이는 불면과 스트레스 때문에 균형이 흔들려 있습니다.

따라서 감비산의 원리를 바탕으로, 개인의 에너지 상태에 맞게 재단한 맞춤복 역시 필요합니다. 노비노 탕약은 바로 감비산의 원리를 확장해, 각자의 체질과 생활 습관, 장부 기능을 고려해 처방되는 맞춤형 솔루션입니다. 감비산의 지방

대사 촉진 효과는 그대로 두고, 진맥과 체질 평가 그리고 생활 습관 분석 등으로 이 세 축을 균형 있게 보완해 맞춤으로 처방을 합니다.

에너지 생성을 개선하는 약은 소화력을 높여 음식이 잘 흡수되고 속이 편해지도록 돕습니다. 그 결과, 같은 음식을 먹어도 더 많은 에너지가 생기고 피로가 줄어듭니다. 특히 단백질 같은 근육 원료가 잘 활용되므로 운동 효과도 커집니다. 이로써 밥을 먹으면 자연스레 힘이 나는 몸이 됩니다.

에너지 순환을 개선하는 약은 부기를 빼주고 몸을 가볍게 만들어줍니다. 혈액과 체액이 잘 돌며 지방이 에너지로 연소됩니다. 위 용량이 줄어들지만, 적게 먹어도 버틸 수 있습니다.

에너지 균형을 개선하는 약은 마음이 편안해지고 불안이 줄어듭니다. 깊은 잠을 잘 수 있게 도와주며 수면 리듬이 회복됩니다. 식욕 조절이 안정되어 과식과 폭식 충동이 줄어듭니다. 결과적으로 스스로 식욕을 조절하는 몸이 됩니다.

이렇게 세 축이 회복되면 저절로 체중이 줄어들 뿐만 아니라 몸이 스스로 건강을 유지하는 시스템을 회복할 수 있습니다. 물론 노비노 탕약 역시 생활법을 대신하지는 않습니다. 따뜻한 식사, 땀 나는 운동, 충분한 수면이라는 기본 위에,

내 몸의 에너지 약점을 보완하는 보조 도구로써 의미가 있습니다.

에너지 유형별 노비노 탕약 사용법

	생성 저하형 (마른 복부 비만)	순환 정체형 (전신 비만)	균형 붕괴형 (상체 비만, 갱년기 이후)
대표 약재	인삼, 황기, 백출, 감초	마황, 의이인, 복령, 택사	산조인, 숙지황, 산수유, 당귀
효과	비위를 보강해 소화·흡수를 돕고, 기운을 보충해 피로를 덜어줌	체내 정체된 수분·노폐물을 배출하고, 기혈 순환을 도와 지방을 태움	자율신경과 호르몬 리듬을 안정시키고, 수면 질과 식욕 조절 회복
체감 변화	밥을 먹으면 힘이 나고, 근육이 잘 붙으며, 손발이 따뜻해짐	아침 부기가 줄고, 숨이 덜 차며, 몸이 전반적으로 가벼워짐	깊이 잠들고, 야식 충동이 줄며, 감정 기복이 완화됨

생활법이 기본, 한방치료는 든든한 보조

지금까지 노비노 건강법을 보완하는 다양한 한방치료 방법을 살펴보았습니다. 공진단은 황실에서 내려온 대표 보약으로, 생성과 순환, 균형을 동시에 강화하는 종합 에너지 회복제입니다. 몸의 기본기를 세워 다이어트 효과를 지켜줍니다. 봉독 요법은 국소 부위의 비만과 순환 장애를 바로잡는 자연치료제로써, 항염 및 순환 촉진 효과로 부종과 지방 정체를 풀어줍니다. 감비산은 이미 임상적 근거와 안전성을 검증받은 대표 한방 다이어트 치료제입니다. 기성복처럼 누구에게나 적용 가능한 표준화된 치료로 접근성이 좋습니다. 맞춤 노비노 탕약은 개인의 에너지 상태에 맞춘 맞춤복 같은 처방으로, 소화력, 순환, 수면·정신 안정이라는 내 몸의 약점을 보완해 줍니다.

다시 한번 강조하는 것은, 한방치료는 어디까지나 생활법을 보조하는 수단이라는 점입니다. 식사와 운동, 수면이 모든 것을 앞서는 기본 설계도입니다. 한방치료는 정체 구간을 뚫고, 회복 속도를 높이며, 안정성을 보강하는 보조 도구일 뿐입니다.

식욕 억제 주사제의 한계와 올바른 활용법

식욕 억제 주사제의 원리와 한계

최근 GLP-1 계열 식욕 억제 주사제가 큰 관심을 받고 있습니다. 배고픔 신호를 낮추면 식욕이 억제돼 음식 섭취량이 줄고, 체중은 비교적 빠르게 감소하기 때문에 짧은 기간 안에 눈에 보이는 변화를 체감하는 사람도 많습니다. 그러나 이러한 방식은 단기간 감량에는 도움이 될 수 있지만, 장기적으로는 몸의 에너지 시스템을 더 약하게 만들 수 있다는 점을 명심해야 합니다.

식욕 억제 주사제는 자연스러운 흐름에 따라 몸무게를 줄이는 대신 인위적으로 음식에 대한 갈망을 억눌러 섭취량을 줄이는 방식으로 작동합니다. 그러나 우리 몸은 이러한 변화를 '다이어트 성공'으로 받아들이지 않습니다.

음식 섭취량이 급격히 줄면 뇌는 이를 '생존 위기 상황'으로 판단합니다. 그 결과, 다음과 같은 방어기전을 즉시 가동합니다. 먼저 기초대사량을 낮춰 에너지 소비를 최소화하려 하고, 이를 위해 근육의 에너지 사용을 줄이며, 지방을 더 효율적으로 저장하는 방향으로 적응합니다. 즉, 체중은 줄어도 몸이 긴축 모드로 들어가면서 더 예민하고 소모적인 상태가 됩니다.

문제는 약물 중단 이후 더욱 심각해집니다. 그동안 억눌려 있던 식욕이 약을 끊자마자 갑자기 강하게 치솟고, 이미 떨어져 있던 기초대사량은 빠르게 회복되지 않아 체중은 이전보다 더 쉽게 증가하는 상황이 만들어집니다. 실제로 여러 국제 연구에서 약물 중단 후 1년 안에 감량분의 대부분이 재증가하는 현상이 반복적으로 보고되고 있는데, 이것은 몸이 위기 상황에 대처하고 스스로를 보호하기 위해 일으키는 자연스러운 생리적 반응입니다. 체중을 조절할 때는 얼마나 먹느냐보다 '왜 내 몸이 살을 붙이려고 하는가'에 초점을 맞춰야 합니다.

식욕은 피로, 수면 부족, 스트레스, 소화력 저하, 혈당 변동 같은 복합적인 요인이 영향을 미치는데, 이러한 근본 요인이 해결되지 않은 상태에서 식욕만 억누르면 몸은 반드시 반격하게 됩니다. 그 결과로 폭식 충동, 피로 악화, 수면 저하, 정서적 불안, 요요가 반복되는 패턴이 생기는 것입니다.

식욕 억제 주사제는 사람마다 몸의 흐름이 다르게 어긋난 차이를 고려하지 않고 '식욕만 낮추는 하나의 해결책'만을 제시합니다. 결국 경고등은 꺼졌지만 원인은 그대로 남아 있기 때문에, 더 큰 불균형이 찾아올 수 있습니다.

다이어트를 하는 사람들은 흔히 식욕을 악마화하는 경향이 있지만, 식욕은 몸이 스스로를 보호하기 위해 보내는 중요한 신호입니다. 만성피로, 에너지 부족, 수면 장애, 정서적 불균형, 혈당 불안정 등을 감지한 몸이 생존을 위해 식욕을 높이는 것입니다. 이를 억지로 차단하면, 몸은 더 강한 보상 반응으로 대응합니다.

따라서 몸의 에너지 시스템이 안정되면 식욕을 일부러 제어하지 않아도 식욕은 자연스럽게 가라앉습니다. 피로나 부기가 줄고, 밤 폭식이 사라지며, 수면이 안정되고, 적게 먹지 않아도 체중이 유지되는 경험을 할 수 있습니다. 빠르게 빠지는 기술은 오래가지 못하지만, 몸을 되돌리는 과정은 평생을 지켜주는 변화입니다.

연구로 확인된 식욕 억제 주사제의 문제점

최근 발표된 국제 연구와 임상 데이터를 살펴보면 식욕 억제 주사제가 장기적으로는 대사 기능 약화, 근육 손실, 요요 현상이라는 한계를 가지고 있다는 사실이 속속 드러나고 있습니다.

① 높은 빈도의 위장관 부작용

2021년과 2022년에 《뉴잉글랜드의학저널(NEJM)》에 발표된 연구와 실제 임상에서는 메스꺼움, 복부 불편감, 변비 또는 설사, 구역감 같은 부작용이 매우 높은 빈도로 보고되었습니다. 이러한 증상은 삶의 질을 떨어뜨릴 뿐 아니라, 식사 패턴을 더 불규칙하게 만들어 장기적으로 체중 관리에 불리한 환경을 만들 수 있습니다.

② 근육량 감소

식욕 억제 주사제 사용 시 지방만 빠지는 것이 아니라 근육도 함께 감소한다는 점이 여러 연구에서 일관되게 확인되었습니다(Osibety, 2023 등). 근육 손실은 기초대사량을 떨어뜨리며, 장기적으로 체중 관리를 어렵게 만들어 마른 비만을 초래할 위험도 높입니다. 운동을 병행하더라도 섭취 칼로리가 부족해져 근육 손실을 막기는커녕 오히려 근육 분해가 먼저 일어나는 부정적인 영향을 미칩니다.

③ 높은 요요 위험

2022년 《미국의사협회저널》에 실린 연구에 따르면, 피실험자 중 상당수가 약물 중단 후 1년 안에 감량 체중의 2/3가 다시 증가한 것으로 나타났습니다. 이는 몸의 에너지 시스템이 회복되지 않은 상태에서 단순히 식욕만 억누르는 전략의 한계를 보여주는 대표적인 사례입니다. 더 강력한 약을 사용해 감량 수치를 높이면 이러한 부작용도 더 강해집니다.

④ 장기 사용에 대한 안전성 부족과 높은 비용 부담

식욕 억제제는 장기간 안전성에 대한 충분한 근거가 아직 확보되지 않았습니다. 또한 대부분 비보험 약물이기 때문에 월 30만~100만 원의 비용이 발생하며, 약을 중단하면 요요가 발생하기 때문에 총비용은 더 커질 수 있습니다. 즉, 식욕 억제 주사제는 장기 안정성도, 경제성도 확보되지 않은 방식입니다.

식욕 억제 주사제 사용법

식욕 억제 주사제는 무조건 피해야 하는 약은 아니지만 무조건적인 해결책도 아닙니다. 올바른 목적을 가지고 적절한 기간 동안 사용할 때에만 제대로 된 효과를 볼 수 있습니다.

가장 대표적인 사례는 고도비만 환자의 초기 부담을 줄여줄 필요가 있을 때입니다. 특히 환자의 BMI가 매우 높아 일상 활동이 어렵거나 심혈관 질환, 수면 무호흡, 관절 부담 등 합병증 위험이 크거나 스스로 식사 조절과 운동을 시작할 힘이 부족할 때는 단기간에만 의사의 도움을 받아 사용하는 것이 효과적일 수 있습니다.

이때 사용하는 약물은 체중의 초기 하락을 도와 호흡을 개선하고 무릎 부담을 감소시켜 환자가 스스로 움직일 수 있는 환경을 먼저 만들어주고, 그 이후에 생활 습관이 개선되는 '전환 단계'를 만들어줍니다.

따라서 식욕 억제 주사제를 사용하는 기간은 몸을 정상적인 흐름으로 되돌리는 준비 기간이라고 보아야 합니다. 약물은 배고픔 신호만 잠시 차단할 뿐입니다. 약물을 사용할 때는 식사의 규칙적인 회복과 가벼운 활동 및 체력 회복, 수면 안정화, 스트레스 관리 등이 반드시 병행되어야 합니다. 아울러 에너지 생성, 순환, 균형 기능을 함께 점검한다면 그 효과를 극대화할 수 있습니다. 이러한 생활 루틴이 제대로 갖춰지지 않으면 중단 즉시 요요현상이 나타날 가능성이 높습니다.

마지막으로 명확한 목표를 설정해 최소 기간만 사용하는 것이 원칙입니다. 초기 모멘텀을 확보한 다음 생활 습관 루틴으로 완벽하게 전환한 다음에는 더 이상 약물을 사용하지 않아야 합니다.

결론적으로 식욕 억제제는 몸을 되돌리는 과정으로 연결하기 위한 짧은 다리(Bridge Tool)입니다. 몸의 에너지 시스템이 회복되면, 식욕은 억누르지 않아도 자연스럽게 조절되고, 폭식은 줄어들며, 적게 먹지 않아도 체중이 유지될 수 있습니다. 빠르게 빠지는 기술은 오래가지 않지만, 몸을 되돌리는 과정은 평생을 지켜줍니다.

가장 궁금해하는 몸 에너지 다이어트 20문 20답

Q1. 다이어트에서 정말 중요한 것은 무엇인가요?

다이어트의 핵심은 과잉 체지방을 줄이고 에너지 기능을 회복하는 것입니다. 소화력이 살아나고 혈액이 잘 돌며, 숙면으로 회복되는 리듬이 잡혀야 체지방이 자연스럽게 연소됩니다. 체중 감량은 그 결과로 따라오는 선물입니다.

Q2. 왜 수면이 다이어트 성공의 핵심인가요?

수면은 체지방 연소와 호르몬 균형을 재정비하는 시간입니다. 특히 밤 11시 이전 취침과 새벽 5시까지의 골든타임 숙면은 지방을 태우는 엔진을 돌려줍니다. 수면 부족은 운동과 식단의 효과를 반감시킵니다.

Q3. 살이 계단식으로 빠지는 이유는 뭔가요?

체지방은 꾸준히 줄지만, 우리 몸은 '회복-적응-재정렬' 단계를 거치며 정체기를 만듭니다. 이는 정체나 실패가 아니라, 몸이 바뀐 체중을 내 것으로 인식하고 다음 감량을 준비하는 안전장치입니다. 루틴을 믿고 유지하면 반드시 다시 감량이 이어집니다.

Q4. 빠르게 살을 빼면 왜 위험한가요?

급격한 감량은 체지방보다 근육과 수분을 먼저 소모해 기초대사량을 급락시킵니다. 이는 피로, 탈모, 무월경 등의 부작용을 낳고 반드시 요요로 이어집니다. 체지방 감량은 반드시 몸의 모든 시스템이 적응하도록 서서히 진행해야 안전합니다.

Q5. 체중이 줄지 않으면 다이어트 실패인가요?

아닙니다. 체중이 그대로여도 체지방은 줄고 근육은 늘어나는 '체성분 재배치'가 일어날 수 있습니다. 먼저 부기가 빠지고, 수면이 안정되며, 컨디션이 좋아진다면 이미 성공의 길에 들어선 것입니다. 숫자보다 몸의 기능 회복에 집중하세요.

Q6. 자주 붓는 건 결국 살이 되나요?

그렇습니다. 부기는 순환 장애의 강력한 신호이며, 방치하면 지방 세포 주변의 염증과 결합해 고착화됩니다. 밤 11시 이전 취침, 유산소 운동, 염분 조절을 통해 순환을 회복하면 부기와 체지방이 함께 해결됩니다.

Q7. 숙변을 제거하면 진짜 살이 빠질까요?

숙변 제거로 일시적인 체중 감소는 볼 수 있지만, 이는 체지방 감량과는 별개입니다. 중요한 것은 장의 연동 운동 기능을 회복하는 것입니다. 따뜻한 식사와 규칙적인 배변 루틴, 숙면이 병행되어야 체지방이 빠지면서 진정한 감량이 이루어집니다.

Q8. 사우나로 다이어트 효과를 볼 수 있나요?

사우나로 빠지는 것은 대부분 수분(땀)입니다. 일시적인 체중 변화는 있지만 체지방은 그대로입니다. 다만, 사우나는 혈액순환 개선과 긴장 완화에 도움이 되므로, 운동 후 보조적인 휴식 수단으로 활용하는 것이 좋습니다.

Q9. 생리 전 단 음식이 당기는 이유는 뭔가요?

호르몬 변화로 에너지 생성 기력이 일시적으로 떨어지면 몸은 즉각적인 연료인 '당'을 갈구합니다. 이때는 단당류 대신 복합 탄수화물(현미, 고구마 등)과 따뜻한 차, 충분한 숙면으로 몸을 달래주는 것이 지혜로운 대처법입니다.

Q10. 피임약이 체중 증가에 영향을 주나요?

일부 여성에게서 호르몬 변화로 인한 일시적인 부종이나 식욕 증가가 나타날 수 있습니다. 하지만 이는 모든 사용자에게 나타나는 것은 아니며, 에너지 순환 루틴을 잘 지키면 조절이 가능합니다. 변화가 심할 경우 전문가와 상의하세요.

Q11. 스트레스로 살이 찌는 건 정상인가요?

스트레스 호르몬인 코르티솔은 지방을 복부에 집중적으로 저장하게 만듭니다. 동시에 폭식과 수면 장애를 유발하죠. 아침 햇볕 쬐기, 가벼운 산책, 심호흡으로 에너지 균형을 안정시키면 코르티솔 수치가 낮아지며 살이 빠지기 시작합니다.

Q12. 탈모와 다이어트는 어떤 연관이 있나요?

급격한 식단 제한은 모근으로 가는 영양 공급을 차단합니다. 생성 기능을 무시한 다이어트는 탈모를 부릅니다. 완만한 감량 속도 유지, 양질의 단백질 섭취, 충분한 수면 확보가 모발을 지키는 다이어트 비결입니다.

Q13. 건강하게 살을 빼려면 보통 기간이 어느 정도 걸리나요?

안전한 체지방 감량은 한 달에 1.5~2kg 정도입니다. 이는 기초대사를 보호하면서 체지방만 선택적으로 연소하는 속도입니다. 3~4개월간 체지방의 5~10%만 감량해도 대사 질환 위험은 드라마틱하게 낮아집니다.

Q14. 계절에 따라 살이 찌거나 빠지는 이유는요?

겨울에는 체온을 유지하기 위해 활동량이 줄고 식욕이 늘기 쉽습니다. 하지만 노비노 건강 다이어트의 핵심인 일정한 식사와 운동량, 그리고 수면 리듬을 사계절 내내 유지한다면 계절의 영향 없이 안정적인 체중을 유지할 수 있습니다.

Q15. 다이어트에서 칼로리보다 중요한 게 있다면요?

칼로리는 단지 숫자일 뿐입니다. 더 중요한 것은 소화(생성), 흐름(순환), 리듬(균형)으로 이어지는 '에너지 가용성'입니다. 이 기능이 살아 있어야 몸으로 들어온 에너지가 지방으로 쌓이지 않고 바로 소모됩니다.

Q16. 내 몸의 에너지 흐름은 어떻게 진단하나요?

검색창에 '카이닥(KAIDOC)'을 입력해 3분 진단을 받아보세요. 생성과 순환, 균형 상태를 점검하고, 당신의 유형에 딱 맞는 맞춤형 생활 루틴 처방전을 즉시 확인할 수 있습니다.

Q17. 노비노 건강 다이어트는 다른 다이어트와 어떻게 다른가요?

일반 다이어트가 단순히 적게 먹고 많이 움직이는 것에만 집중한다면, 노비노 건강 다이어트는 수면, 스트레스, 체질적 약점을 통합 관리합니다. 살을 빼는 행위보다 불필요한 살이 빠지도록 몸의 환경을 바꾸는 데 초점을 맞춥니다.

Q18. 마른 사람도 다이어트를 해야 하나요?

마른 복부 비만처럼 체성분 불균형이 심한 경우 다이어트가 아닌 '에너지 재건'이 필요합니다. 목표는 체중을 줄이는 것이 아니라 소화력을 회복해 근육을 늘리고 내장 지방을 순환시키는 것입니다.

Q19. 식욕이 너무 강할 때 어떻게 조절하나요?

강한 식욕은 몸이 보내는 'SOS 에너지 결핍 신호'입니다. 아침 식사를 따뜻하게 챙기고, 밤 11시 이전 취침으로 호르몬 리듬을 잡아주면 식욕은 억누르지 않아도 자연스럽게 가라앉습니다.

Q20. 다이어트 중 요요현상을 막으려면 어떻게 해야 하나요?

요요는 몸이 준비되지 않은 상태에서 억지로 체중을 뺐을 때 오는 현상입니다. 서서히 감량하며 근육을 지키고 숙면을 유지하세요. 특히 감량 2~3주 후 일주일간의 유지식 기간을 두는 루틴이 요요를 방지하는 최고의 전략입니다.

내 몸 에너지 다이어트 혁명

펴낸날 초판 1쇄 2026년 1월 30일

지은이 이재동

발행인 임호준
출판 팀장 정영주
책임 편집 조유진 | **편집** 박인애 김효정
디자인 김지혜 | **마케팅** 이규림 정서진
경영지원 박정식 유태호 신혜지 최단비 김현빈

인쇄 도담프린팅

펴낸곳 비타북스 | **발행처** (주)헬스조선 | **출판등록** 제2-4324호 2006년 1월 12일
주소 서울특별시 중구 세종대로 21길 30 | **전화** (02) 724-7615 | **팩스** (02) 722-9339
인스타그램 @vitabooks_official | **포스트** post.naver.com/vita_books | **블로그** blog.naver.com/vita_books

©이재동, 2026

이 책은 저작권법에 따라 보호를 받는 저작물이므로 무단 전재와 무단 복제를 금지하며,
이 책 내용의 전부 또는 일부를 이용하려면 반드시 저작권자와 (주)헬스조선의 서면 동의를 받아야 합니다.
책값은 뒤표지에 있습니다. 잘못된 책은 서점에서 바꾸어 드립니다.

ISBN 979-11-5846-457-8 13510

비타북스는 독자 여러분의 책에 대한 아이디어와 원고 투고를 기다리고 있습니다.
책 출간을 원하시는 분은 이메일 vbook@chosun.com으로 간단한 개요와 취지, 연락처 등을 보내주세요.

비타북스는 건강한 몸과 아름다운 삶을 생각하는 (주)헬스조선의 출판 브랜드입니다.